不咖啡
抗百病

從科學及醫學角度，
剖析喝咖啡對你我健康的好處！

圖解聖經

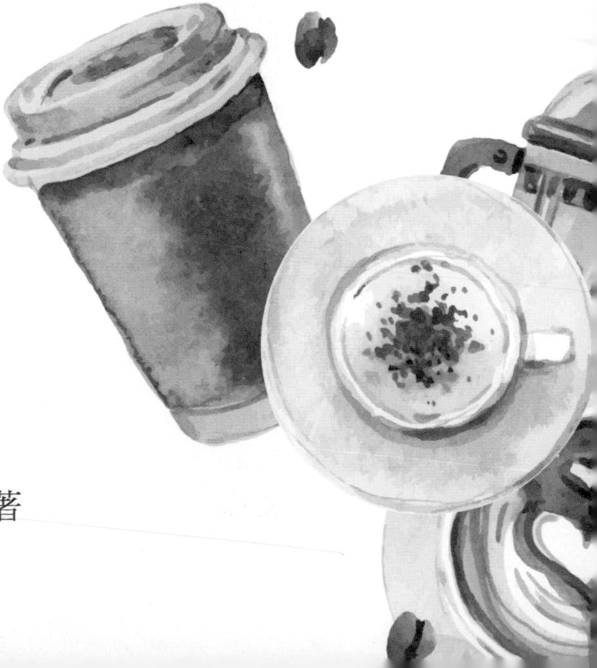

張金堅
梁捨　◎合著

Foreword

健康咖啡的傳道者

第一次感受到咖啡的好處是二００六年帶領無毒的家的團員參與德國布魯士—葛森養生營，在那裡體驗了生平第一次的咖啡淨化，回來後幾乎每天早上八點左右一定躺在床上，一面聆聽我的愛歌：歌劇大師普契尼《你那好冷的小手》，一面感受咖啡滲透入肝門靜脈到肝臟的幸福感。

自從投入閱讀養生，擔任出版社的義工後，常常有機會跟國外的作者來往，二００七年的春天僥倖代言了日本消化道權威名醫新谷弘實一系列「不生病的生活」著作後，他成為我的恩師兼好友，並於他七十五歲時，安排來臺接受電視專訪。身為迷你大腸鏡的發明者，他深知咖啡的淨化效果，也是每日必做咖啡淨化，跟我說已經力行了三十年。二０一０年，我暢快地審訂推薦了新谷式咖啡排毒法，從此以後真的與咖啡結緣，才會有咖啡救了我一命的典故。

創辦了無毒的家後，做了肝功能基因檢測，發現都是紅字，主治醫師說是先天性肝解毒不及格，不久因膽囊結石發炎而切除膽囊，並發現罹患了B肝帶原，每半年做一次腹部超音波追蹤，主治醫生也教我如何從螢幕上觀察肝膽管閉鎖的情況。持續了大概兩年後，主治醫師興奮地跟我說B肝不見了，而且膽管張開。感謝之餘，上課時經常秀給學員粉絲們這些資料，認真投入咖啡的研究，到處說咖啡救了我一命的由來，就是這個典故。

在臺北某家咖啡名店的牆壁上看到下面的一段描述：「你喝下的這杯香醇的咖啡，來自於在地球上旅行了三百六十五天的咖啡豆」，我看不太懂這句話的含意，念完張教授的這本書後，才恍然大悟，原來咖啡豆從播種，採收，加工，運送，選豆，烘焙，萃取，到餐桌上品嚐，整個流程就是要那麼漫長。這本書的編寫圖文並茂，採取一條龍的描述，俗稱：從土地到餐桌，一目瞭然，相信讀者們都會有同樣的感受。

自從投入功能性咖啡的教學後，參考了不少國內外咖啡的著作，本人也審訂推薦了幾本咖啡的書，從來沒有像這本書那麼實用，舉凡咖啡的點點滴滴，利用辭典式的重點編輯，真的是你想知道咖啡的甚麼資料，都可以馬上如意地秀出來，所以我準備把它當作咖啡的小辭典，隨時與我的學員粉絲們分享。

感謝優渥誌去年出版的《咖啡抗百病》，讓我有緣跟張教授在封面上並排。他說咖啡是一門深奧的健康學，剛好突顯了我的那句話：「咖啡救了我一命」。因為排課要加強學員粉絲們的效果，我習慣大約每半年要秀給他們我的基本血液測試，每次跟我的家醫科章醫師要報告時，他都會誇獎地問我這把年紀，如何維持那麼健康的血液，我都會說拜好的咖啡及油之賜，他及旁邊護士的表情都半信半疑，但是看到我秀給他們張教授的文章後，馬上就開心地點頭了。所以張教授彷彿充當我咖啡抗百病的背書者。這本新書出版後，立刻送一本給章醫師，順便再做一次例行的血液檢測。

王康裕
吉胃福適創辦人
中華大學健促藥物諮詢顧問
必治妥施貴寶惜緣會會長

Contents

Part2

咖啡養生學——咖啡對健康的種種好處

Chapter 4 咖啡抗百病 105

Part3

享受吧！一杯好咖啡——兼具健康與風味的飲用要訣

Foreword

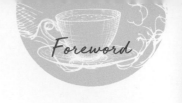

一起來發現讓咖啡兼具健康與風味的秘訣！

你是否很想知道——

我們每天喝的咖啡，是什麼樣的植物？

咖啡樹、咖啡果實、咖啡豆，長什麼樣子？

咖啡種在哪裡？

那些不同名字的咖啡，有什麼不同？

咖啡果實是怎麼變成咖啡豆的？

咖啡豆又如何變成我們喝的咖啡？

喝咖啡會影響健康嗎？

咖啡能幫我們對抗哪些病症？

該怎樣做，咖啡才能有益健康又好喝？

本書作者

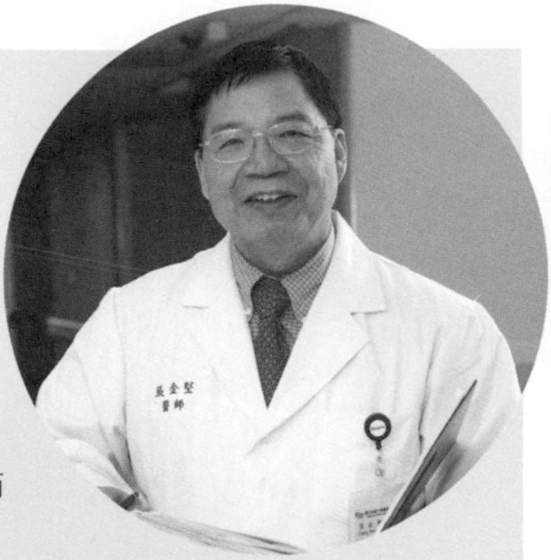

張金堅 醫師

- 台灣大學醫學院臨床醫學研究所博士
- 美國紐約史隆凱特林癌症中心研究員

現任

- 台灣大學醫學院外科名譽教授
- 臺大醫院乳房醫學中心主治醫師
- 新店耕莘醫院乳房醫學中心兼任主治醫師
- 財團法人乳癌防治基金會董事長

自從愛上咖啡，便從醫師的立場研究咖啡的優缺點以及與健康的關係，是國內首屈一指的咖啡養生權威。著有《癮咖啡研究室：發現咖啡的健康力量》、《癌症飲食全書》、《癌症素食全書》、《乳房醫學》、《乳房的美麗與哀愁》、《一生的營養規劃》等書。

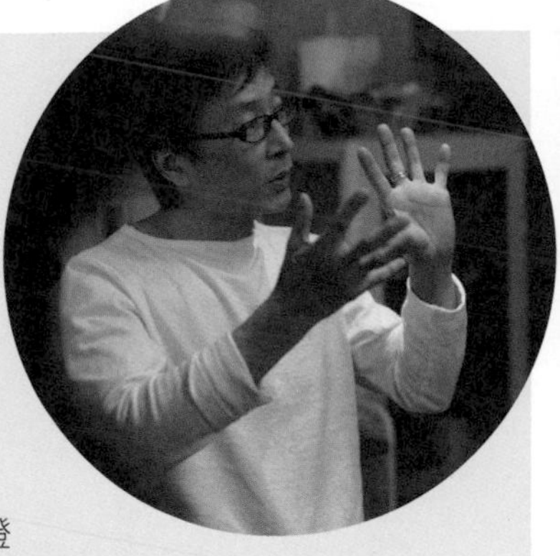

梁捨 咖啡師

- 國立藝專平面設計組畢業
- 曾任奧美廣告創意總監

  台灣 4A 廣告獎評審、時報廣告獎評審

現任

- 有 kaffe 冇咖啡烘豆師
- 烈火輕焙工作室研究員
- 擁有 SCAA CQI 美國精品咖啡品鑒師認證

「在從事廣告 23 年之後，體內任性的基因傳訊息給我大腦，趁還有本錢承受失敗趕快去賣咖啡。因此毅然轉換跑道，開啟了 9 年，可以開心用自己的想法顛覆和改變客人喝咖啡的經驗接下來還要任性下個 9 年，下下個 9 年，下下下個 9 年……的顛覆。」

根據統計，台灣咖啡的年產值超過七百億元，一年能喝掉二八．五億杯！而且預估未來還有很大的成長空間。從便利商店隨手可得的外帶杯，幾乎到處可見、經常高朋滿座的連鎖咖啡店與個性咖啡館，到精品咖啡館裡慢慢選豆、沖煮、品嚐的享用儀式，咖啡儼然已成為台灣人理所當然的日常。

即使咖啡已經如此深入人們的生活了，但多數人對於咖啡的認識可能仍是一知半解。例如喝咖啡容易造成胃食道逆流嗎？會加速骨質流失？喝太多或太濃會心悸？有心血管疾病的人可以喝咖啡嗎？該怎麼喝？……諸如此類的問題不勝枚舉。而市面上的咖啡書籍，對許多非從事咖啡工作的人而言又顯得過於專業艱深，討論咖啡與健康關係的著作也幾乎是純粹的文字內容，讀來可能不容易很快理解。因此，近年來專心致力於研究咖啡的台大醫院外科名醫、乳癌防治基金會董事長張金堅醫師，特地為讀者編寫了這本以圖解搭配文字說明的咖啡養生書，讓大家能夠更方便認識咖啡的好處，喝得更健康、更安心！

另一方面，一直默默用心經營咖啡事業、鑽研烘焙的有 kaffe 冇咖啡烘豆師、烈火輕焙工作室研究員梁捨先生，從咖啡師專業的角度，同樣搭配圖解向讀者介紹咖啡的基礎知識，深入淺出，一目了然，讓大家也能簡單學習享受一杯好咖啡的秘訣。

在一般人的觀念裡，健康養生的東西通常談不上美味，而好吃的東西通常不健康。本書便是要顛覆這樣的成見，告訴大家：怎麼喝咖啡才能既健康又風味十足！

對於愈來愈喜愛且依賴咖啡的人來說，如果能不只享受咖啡的香氣與口感，同時發現它能促進健康，那麼一杯咖啡就不僅僅單是一杯咖啡，而是養生的良藥，也能更加愉悅地享用了！

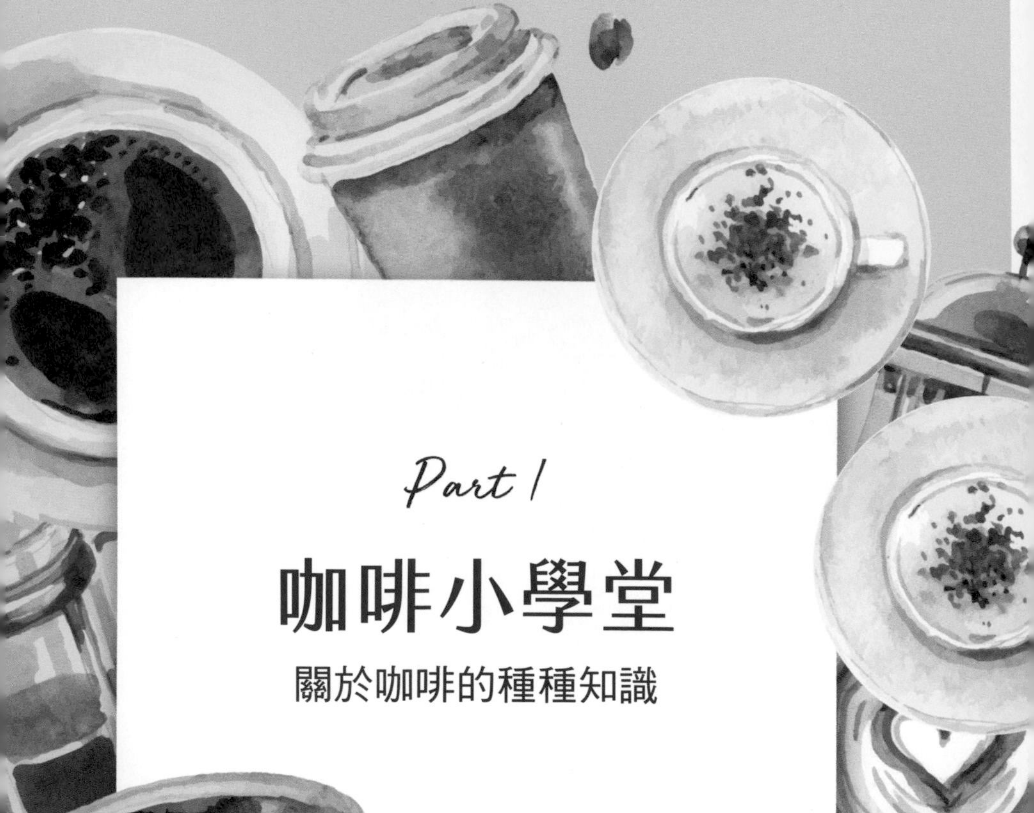

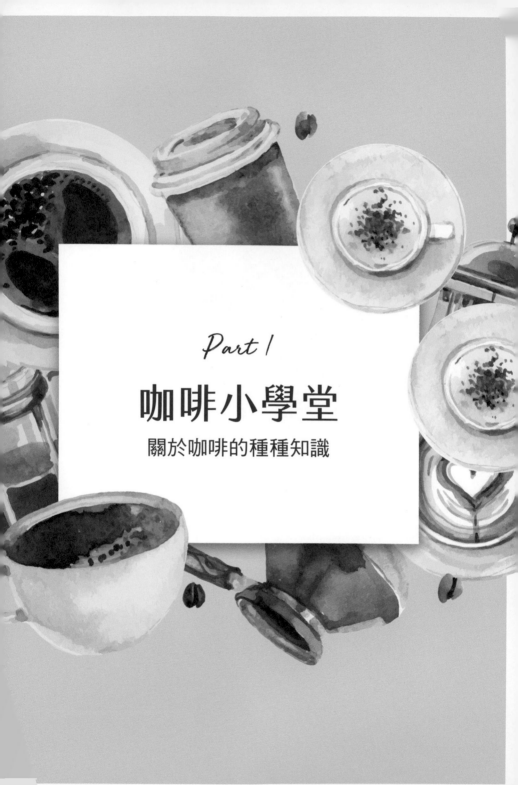

Part 1

咖啡小學堂

關於咖啡的種種知識

Chapter 1

咖啡是什麼樣的植物？

早在西元十世紀，波斯醫學家拉齊（Rhazes）整理的《醫學集成（*The Virtuous Life*）》一書中，就記載了將咖啡果煮汁來作為治病的藥方。而在十五世紀初時，阿拉伯人就已經開始計劃栽培咖啡，他們會把咖啡果熬煮成湯或曬乾後再煎煮來治療胃病。因此咖啡最初並非飲品，而是先被當作藥物來利用。

既然咖啡具有藥理功效，那麼在飲用之前，應該來了解一下咖啡是什麼樣的植物，才能夠對症下藥。

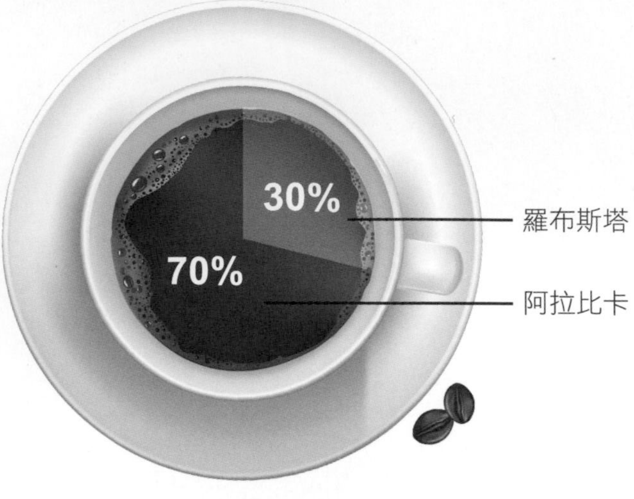

世界咖啡總產量佔比

依照生物分類法*（Taxonomy），咖啡樹在植物學上歸在茜草科（Rubiaceae）咖啡屬，是一種常綠灌木。台灣常見的梔子花就是茜草科植物。而咖啡屬雖然有一百二十五種，但其中卻只有阿拉比卡（Arabica）與羅布斯塔（Robusta）這二種具有經濟價值，其中阿拉比卡約占世界總產量的百分之七十，而羅布斯塔約占百分之三十。

由於咖啡樹不耐寒等種種特性，適合種植在長時間日照、全年約攝氏十五至二十度的溫暖地區，因此咖啡主要生長在沿著赤道兩側、介於南北回歸線（南北緯二十五度）之間的地帶，被稱為「咖啡帶」，且最好是乾雨季分明（開花期降

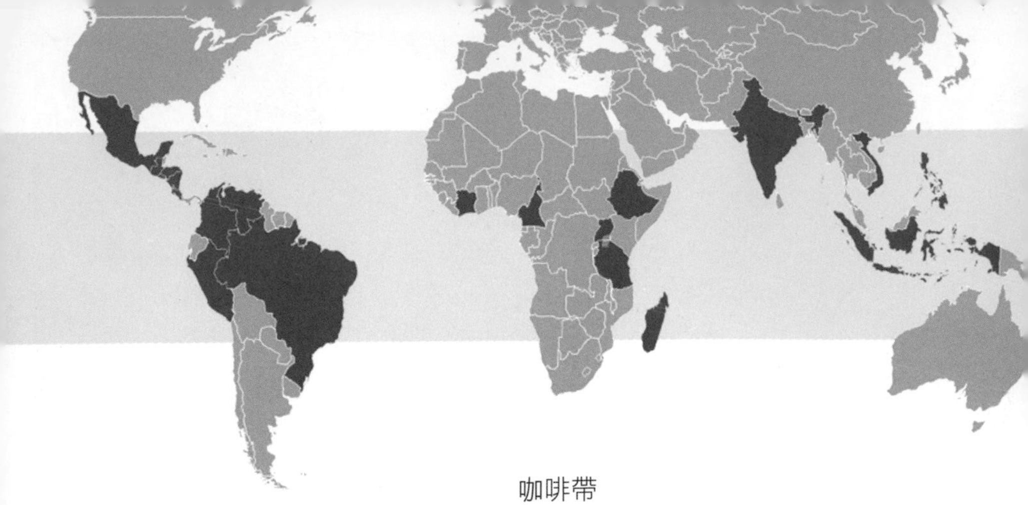

咖啡帶
中間帶狀區域為咖啡帶，可以看到台灣北回歸線以南處於咖啡帶中。

雨、收成期乾旱）、土質肥沃且排水性佳，這也是為什麼赤道的火山高原地區經常能種出品質優良的咖啡。

世界兩大主要咖啡樹種

●阿拉比卡 Arabica

亦即小果咖啡（Coffea arabica）。在兩大樹種中，阿拉比卡是比較嬌貴的一種。他們喜歡白天溫暖、夜間涼爽，全年平均溫在攝氏二十度左右的氣候，降雨充沛但又不太潮濕，海拔九百至二千公尺、排水良好、但不會降霜的山坡地，因

※註：將生物物種分組和歸類的方法，按級別分為：域，界，門，綱，目，科，屬，種。

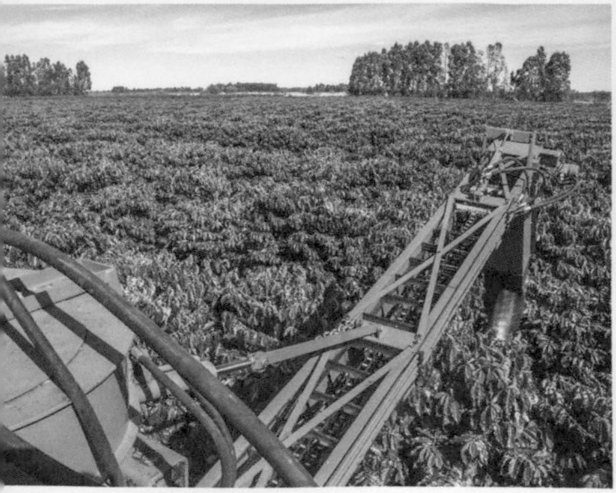

機器震盪採收

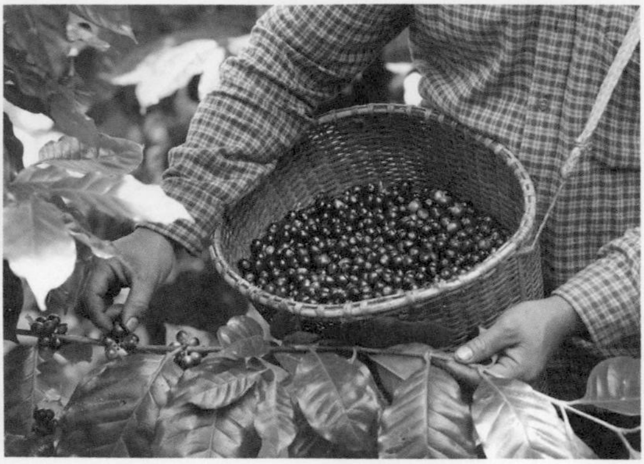

人工採收

此必須靠人工爬上爬下採收，加上對病蟲害的抵抗力較弱，栽培的困難度與成本都比較高。

阿拉比卡的咖啡豆形狀是較窄長的橢圓形，大小一致，顏色均勻有光澤，甜味、酸味均衡，香氣豐富，咖啡因含量較少，因此雖然價格比較昂貴，走精品咖啡路線，但仍然受到許多咖啡愛好者的青睞和喜愛。大多產於中南美洲的哥斯大黎加、瓜地馬拉、牙買加、墨西哥、巴西、哥倫比亞以及非洲衣索比亞、肯亞、坦尚尼亞等國。

● 羅布斯塔 Robusta

亦即中果咖啡，正式學名是卡尼弗拉（Coffea canephora），羅布斯塔則是它比較為人熟知的名字。相較於阿拉比卡的矜貴，羅布斯塔就顯得粗壯多了！它具有耐高溫、耐寒、耐濕、耐旱，甚至還耐病蟲害的特性，適應性很強，在任何土壤都能栽種，即使種在平地也可以生長得很好，可以用震盪機器進行採收，栽種成本低廉許多。不過羅布斯塔種咖啡豆油脂和蔗糖的含量少，咖啡因含量比阿拉比卡種多一倍，香氣較差、苦味較重，大多用做混合調配來增強苦味，或加入即溶咖啡中以降低成本。

和阿拉比卡相比，羅布斯塔種咖啡豆多數顆粒較大，豆形比較渾圓，形狀大小不一，主要生產於中非的烏干達、象牙海岸、剛果、薩伊等國，亞洲則是以越南為最大生產國。

咖啡主要的栽培品種

深受世界咖啡愛好者青睞的阿拉比卡樹種，經過自然或人為變種的咖啡豆大約有幾十種，大致是經由鐵比卡及波旁兩個家族衍生與混種而來。

認識品種的好處是除了增加喝咖啡的樂趣之外，可以多一層保障，避免做冤大頭，不要花了藝伎的錢卻買到喝到不是藝伎的獨特風味。

阿拉比卡與羅巴斯塔樹種差異

樹種	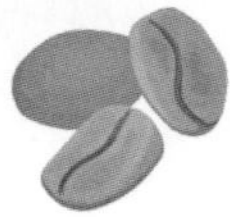 阿拉比卡 Arabica	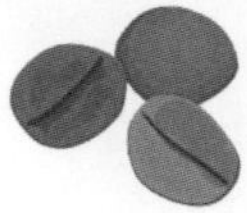 羅布斯塔 Robusta
豆形	較窄長的橢圓形，中間裂紋較窄且彎曲，顆粒較小，大小一致，顏色均勻有光澤	形狀較渾圓，中間裂紋較粗且直，顆粒較大，形狀大小不一
咖啡因含量	弱 0.9-1.2%	強 1.8-2.4%
風味	較佳	較差
用途	精品咖啡、義式咖啡配豆	義式咖啡配豆、即溶咖啡
主要產地	多產於中南美洲的哥斯大黎加、瓜地馬拉、牙買加、墨西哥、巴西、哥倫比亞以及非洲衣索比亞、肯亞、坦尚尼亞等國	主要生產於中非的烏干達、象牙海岸、剛果、薩伊等國，亞洲則是以越南為最大生產國
世界總產量佔比	約 70%	約 30%

以下幾種較為常見，從圖中可以看出他們的關係：

鐵比卡 Typica

衣索比亞最古老的原生品種，所有阿拉比卡都是從鐵比卡衍生出來的。鐵比卡的豆形橢圓或尖瘦，風味優雅，溫和柔順，但抗病力差，所以產量少。台灣很適合阿拉比卡樹種的生長，以鐵比卡品種為主。

● 藍山 Blue Mountain

真正產自牙買加莊園、在市面上流通的藍山咖啡豆非常稀有。純正的藍山口感溫潤，風味豐富而平衡。

● 可娜 Kona

夏威夷獨特環境培育出來的上等咖啡豆，溫醇中帶酸甜。

● 巨型象豆 Maragogype 或 Elephant Bean

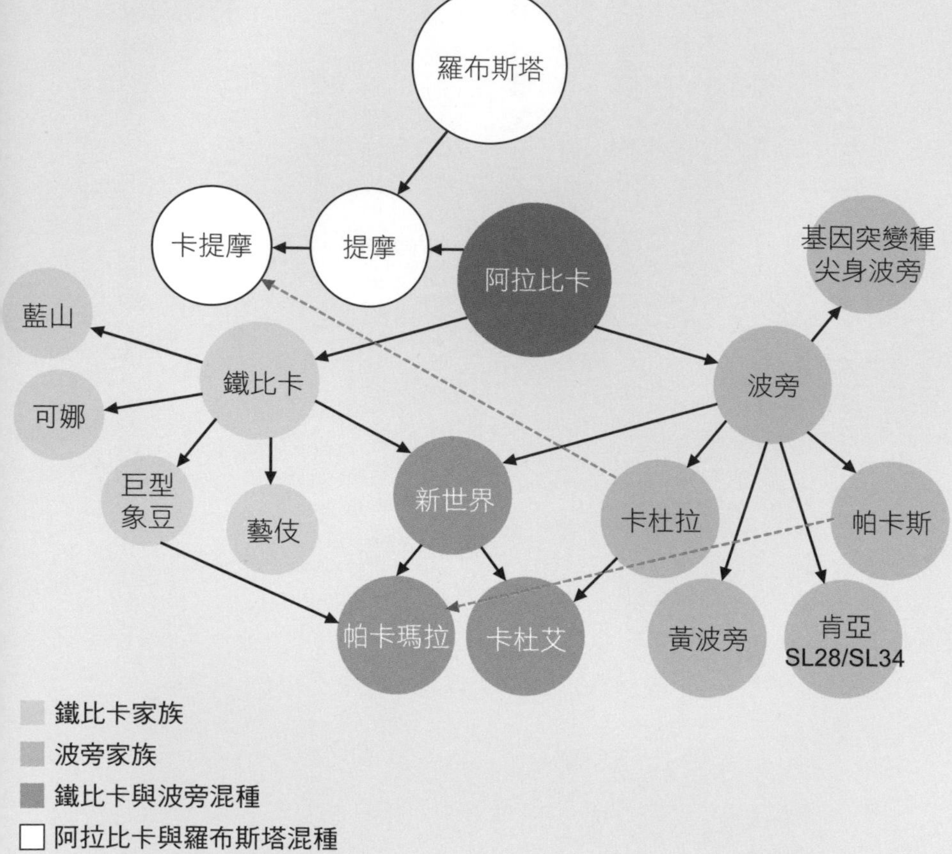
羅布斯塔
卡提摩
提摩
阿拉比卡
基因突變種
尖身波旁
藍山
鐵比卡
波旁
可娜
巨型
象豆
藝伎
新世界
卡杜拉
帕卡斯
帕卡瑪拉
卡杜艾
黃波旁
肯亞
SL28/SL34
鐵比卡家族
波旁家族
鐵比卡與波旁混種
阿拉比卡與羅布斯塔混種

高海拔種植的巨型象豆酸味溫和、氣味香甜。

● 藝伎 Geisha

又叫作「瑰夏」，源自非洲衣索比亞西南部，擁有非洲豆特有的柑橘調香味、蜂蜜與花香，清新且深具餘韻。以巴拿馬翡翠莊園（**Panama La Esmeralda**）生產的最有名，頂級紅標的藝伎豆只能透過每年一次全球競標採購，曾被《富比士（*Forbes*）》雜誌評為「世界十大昂貴咖啡」之一。

波旁 Bourbon

是鐵比卡移植到葉門後的變種，豆形從尖瘦變圓，後來輾轉傳到巴西和中南美洲。和鐵比卡一樣擁有優質口感，酸味類似紅酒，餘韻甘甜，在美洲精品咖啡杯測中常取得好成績。

● 卡杜拉 Caturra

波旁的單基因變種，風味與波旁相近，有檸檬或柑橘的酸味，但甜度不及波旁原種。

● **帕卡斯 Pacas**

產量高，質量佳，受中美洲喜愛的品種，尤其薩爾瓦多種植帕卡斯就佔了約三成。風味優於卡杜拉。

● **薇拉莎奇 Villa Sarchi**

高海拔地區種植的薇拉莎奇產量和品質都比較好。它的酸值優雅、有水果調風味以及甜感。

● **基因突變種尖身波旁 Bourbon Pointu**

豆形狹長，兩端較尖。它的酸味清新，有藍莓與香草的味道。

● **黃波旁 Bourbon Amarello 或 Yellow Bourbon**

成熟的果實是漂亮的澄黃，擁有甜美的果實和巧克力及堅果風味，酸度柔順帶些微苦感。

● 肯亞 Kenya AA SL28 和 SL34

從史考特實驗室（Scott Laboratories, SL）培育出來的基因變種，甜度高，柑橘味明顯，帶有豐富的果酸但口感細緻平衡。

鐵比卡與波旁混種

● 新世界 Mundo Novo

由於產量高、耐病蟲害，一九五〇年代在巴西大量種植。但缺乏甜味，且後段有苦味。

● 卡杜艾 Catuai

卡杜艾是新世界與卡杜拉的混血，雖然體質較強壯，但整體風味比卡杜拉來得單調。卡杜艾、卡杜拉、新世界、波旁是巴西的主力品種。

● 帕卡瑪拉 Pacamara

口感醇厚，香氣十足，與藝伎豆一樣都是南美洲最著名的 CoE（Cup of Excellence）杯測大賽中的常勝軍。

阿拉比卡與羅布斯塔混種

● 提摩 Timor

一九二0年代在東帝汶發現的自然混種，比較接近阿拉比卡。酸味低，風味平淡缺乏特色，常被用來培育其他混種，在台灣則常拿來當作配方豆以降低成本。

● 卡提摩 Catimor

提摩與卡杜拉的混種，但風味卻比提摩遜色，也是商用咖啡的主要配方豆之一。

咖啡豆是「豆」嗎？

咖啡豆是咖啡果實裡面的種子，只是形狀像豆子（也有人說更像花生），其實跟「豆」並沒有關係。

咖啡樹在長成成木之後會開出有香甜氣息的小白花，花落

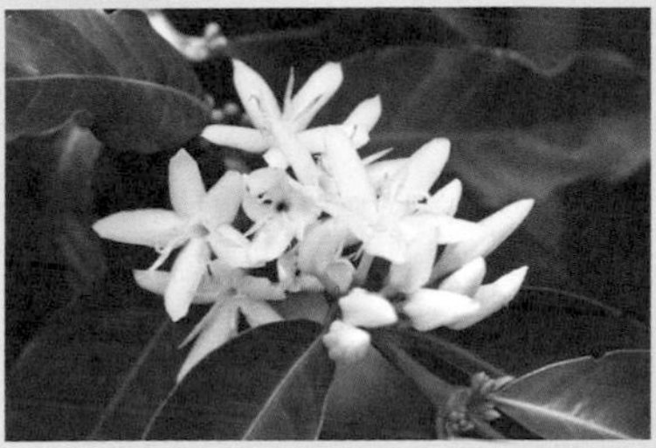

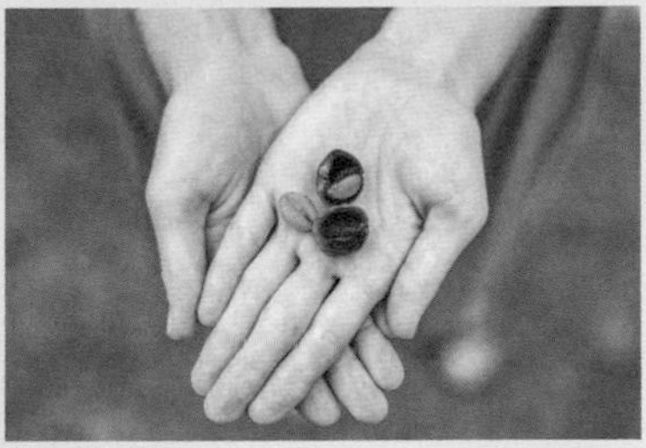

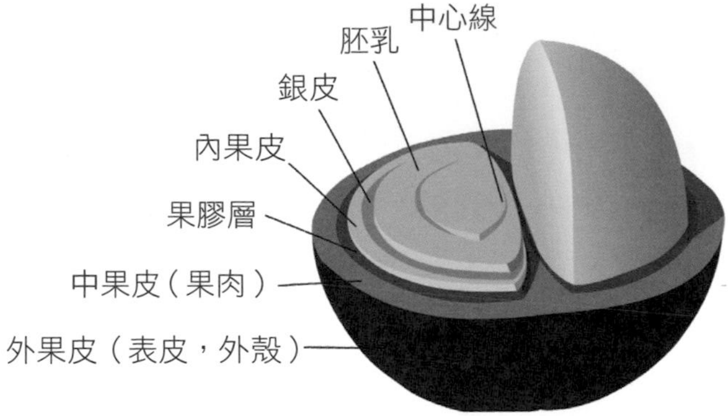

咖啡果實的構造

Original version: Y tambe. Vectorized by: Chabacano； CC BY-SA 3.0； https://commons.wikimedia.org/wiki/File:Coffee_Bean_Structure.svg

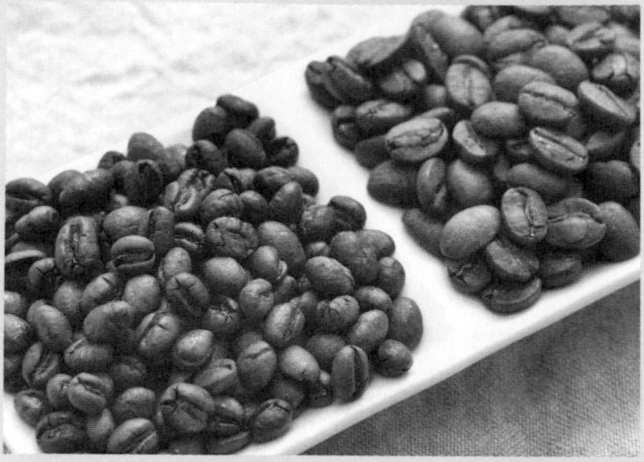
左邊是圓豆，右為平豆

之後便開始結果。果實起初是綠色的，經過數個月後漸漸變成紅色或黃色（按品種差異），看起來像櫻桃或莓果，因此被稱為「咖啡櫻桃（coffee cherry）」或「咖啡果（coffee berry）」。如果將成熟的果實剝開，就可以看到最裡面的種子。

通常一粒果實中會有兩顆種子，從剖面看各是半圓形，稱為「平豆（Flat Bean）」；如果其中一顆死掉，另一顆吸收所有養分就會長成圓形，稱為「圓豆（Peaberry）」；又如果一粒果實中有二顆以上的種子，而且種子重疊包覆著生長，就形成所謂的「貝殼豆」。圓豆和象豆的成份基本上和平豆並沒有顯著不同，混在平豆中烘焙的話，會因為大小不一而受熱不均，因此講究的烘焙師通常會手工挑豆，將它們集中起來。不過因為形狀特別且量少，容易被當成奇珍異品而哄抬價格。

Chapter 2

從咖啡樹到咖啡豆，從產地到咖啡桌

通常消費者在咖啡館品嚐咖啡時，感受的是風味和口感，並不會知道萃取的咖啡豆有什麼樣的「身世」，但在乎健康的咖啡愛者好，不妨從咖啡的生產過程來了解每個環結可能對健康與風味的影響。以下就讓我們來詳細說明咖啡的生產過程：

運送

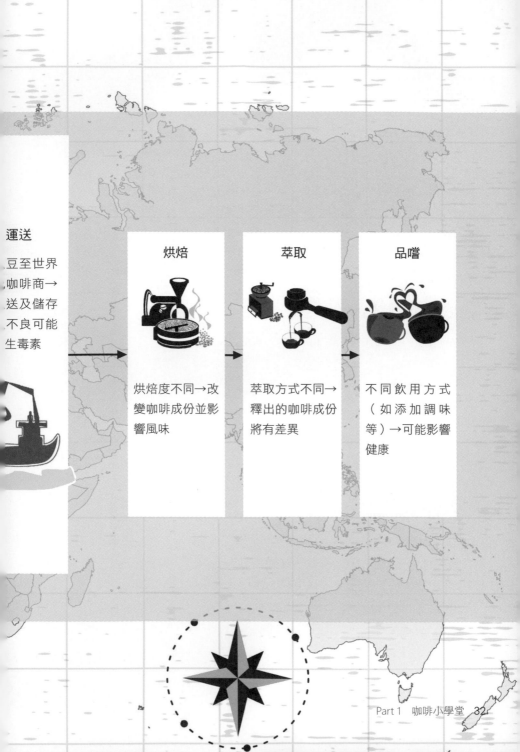

豆至世界
咖啡商→
送及儲存
不良可能
生毒素

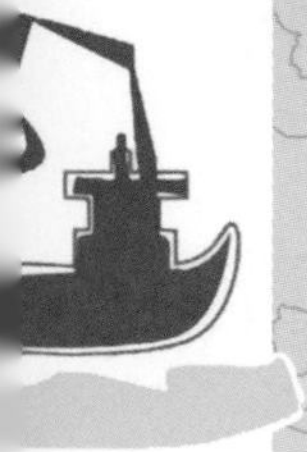

烘焙

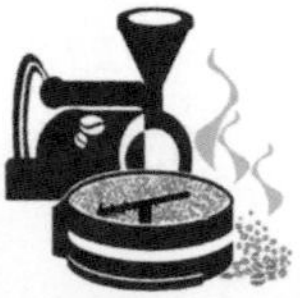

烘焙度不同→改變咖啡成份並影響風味

萃取

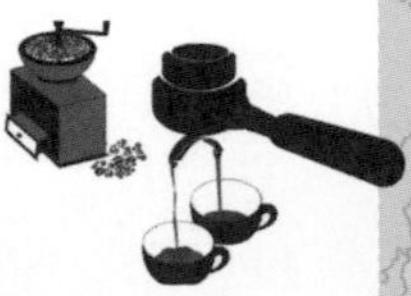

萃取方式不同→釋出的咖啡成份將有差異

品嚐

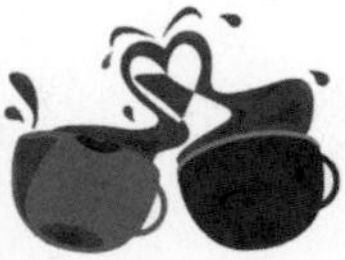

不同飲用方式（如添加調味等）→可能影響健康

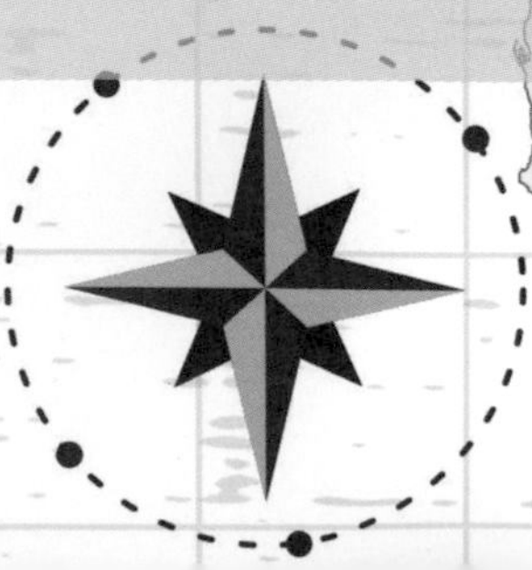

一杯咖啡的生產過程

種植

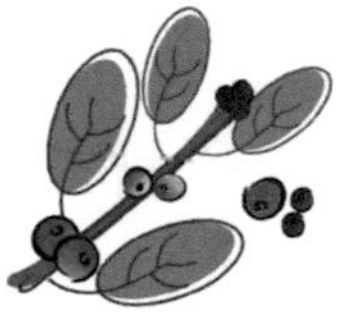

咖啡樹種、栽培品種不同→咖啡成份、口感不同

→

採收

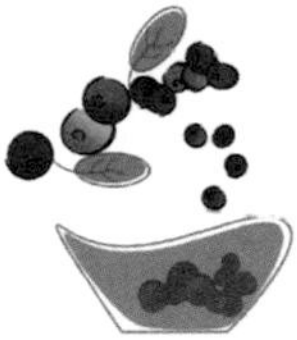

→

加工

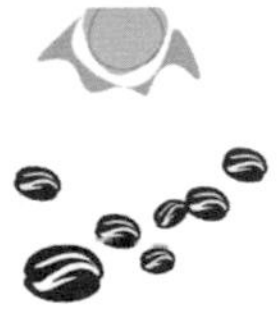

帶殼豆加工方式不同→影響品質與風味

→

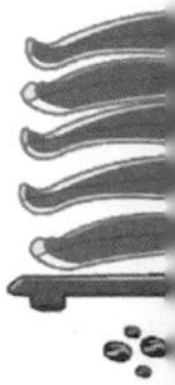

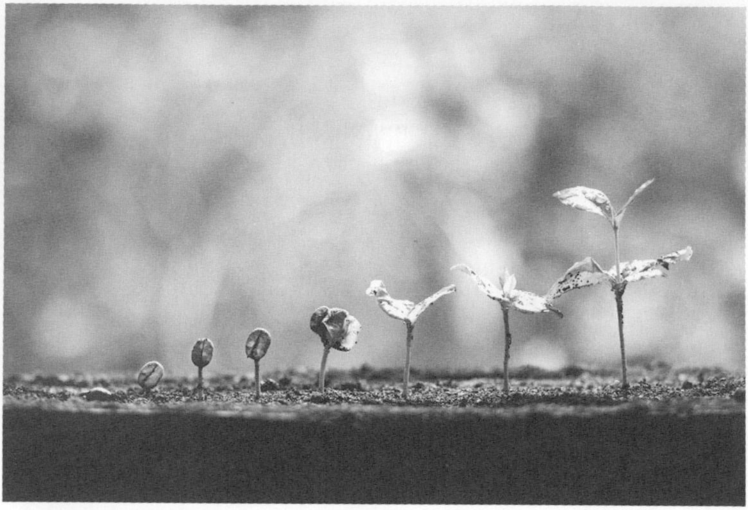

育苗

1. 種植

從種下一顆咖啡種子開始，大概經過一個半月到二個月會發芽，移到農園中大約經過半年至一年半就會長成幼苗，然後通常二到三年後就能夠開花結果。但現在也會因為農業科技的進步與農法的不同而有所差異。

在開始結果後大約二十年內的採收期間，必須要不斷進行農園管理，包括剪枝、施肥、除草、灌溉，以及做防寒和防治病蟲害等工作。

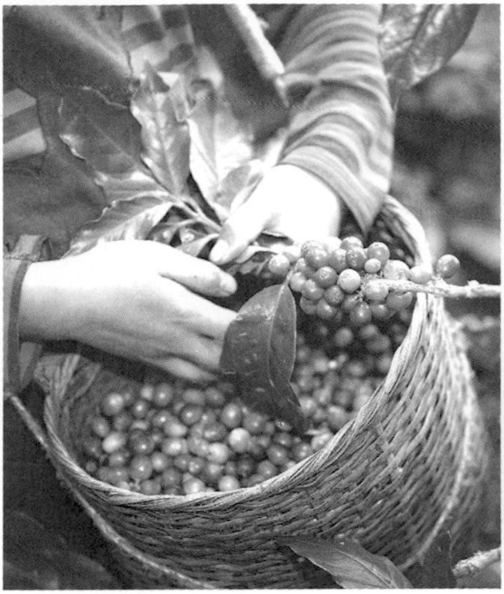

人工採收

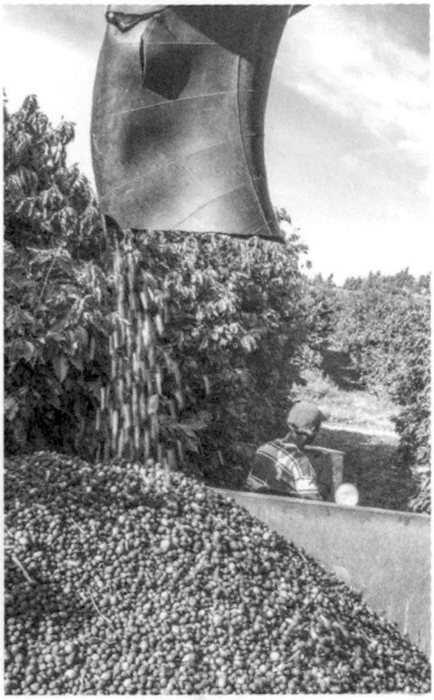

機器採收

2. 採收

大部分的咖啡樹都是以人工採收，因為佔世界總產量七成的阿拉比卡種都是種在海拔很高的陡峭山坡，只能用人工採摘，如果沒有剪枝而長得很高的咖啡樹，高處的果實會用搖樹枝或架梯子的方式進行。而種在平地上的咖啡樹則可以利用機器採收，一般羅布斯塔商業豆會使用這個方式。採收下來的咖啡果要以最快的速度送到處理廠，不然一旦發霉腐爛，就會變質產生類似藥水的氣味。

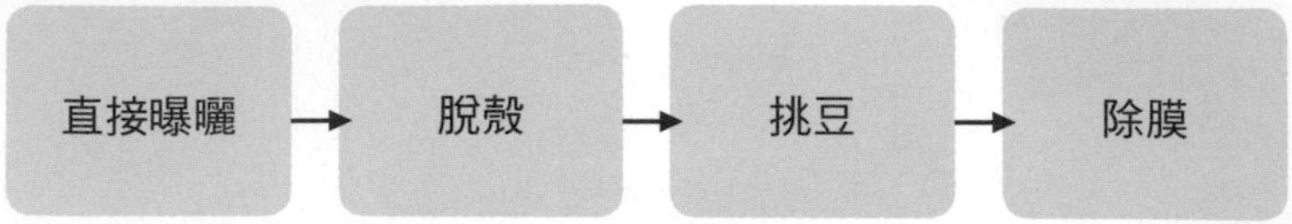

日曬法

3. 加工

所謂加工（processing）是把咖啡果實處理成生豆的過程。生豆是決定咖啡健康和風味最重要的因素，而影響這個因素的二大原因，一是生豆的品質（包括挑除瑕疵豆），二是處理法。送到處理廠的咖啡果實，首先要選擇用哪一種方式處理，一般常見的有日曬、水洗、蜜處理，以及一種新的厭氧處理法。通常會取決於環境，例如是否下雨讓果實含水量太高容易裂果？氣候潮濕不易乾燥？人工便宜、沒有後製處理廠的地方，可能就會採取耗時費力的日曬法。總之就是要讓帶殼豆乾燥，達到一定的含水率，再裝入麻袋，放入倉庫儲存，使含水率

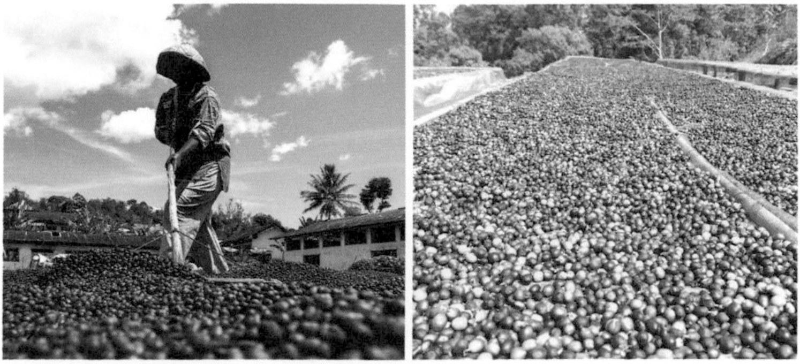

咖啡果實直接放置廣場的地上或層架上曝曬

繼續下降到百分之十至十二。

●日曬法

又稱自然乾燥法，是最古老和最原始的處理法，將咖啡果實直接放置廣場的地上或層架上曝曬約三至四週，果實會由紅轉為黑色。乾燥後再用機器脫殼，然後分級，最後將種子外層的銀皮薄膜磨除。

由於日曬法在完整保留果實所有物質（外果皮、果漿等）的狀態下進行，不易乾燥，而且每天必須翻動數次讓咖啡果可以均勻受熱、避免發霉腐敗，十分耗時費力，所以在日照充足、人工低廉的產區較多採用。另一方面，在乾燥過程中，果實中的糖分在內部發酵，且曝曬時間愈長，發酵的化學變化

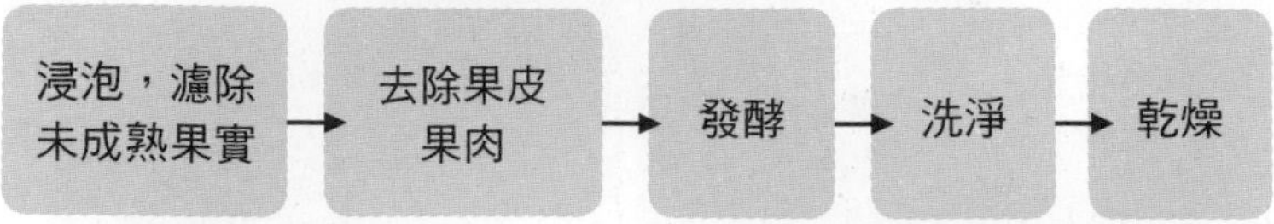

水洗法

差異也愈大，風味豐富、口感複雜。不過日曬豆容易有外觀缺損或瑕疵，須細心挑豆。

●水洗法

首先將採收的咖啡果實放進水槽裡浸泡約二十四小時，因成熟的咖啡果密度高會下沈，未成熟的密度低會浮在水面上，利用這個方法剔除未成熟的果實。接著去除果皮與果肉，在槽內靜置約十八至三十六小時，讓它發酵分解黏液（脫膠），然後再將發酵豆放入活水池內洗淨，最後乾燥將含水率降至百分之十二左右。乾燥的方式有二種，一是用陽光曝曬，通常得費時一至三星期，但風味較佳；另一種方式則是用機器乾燥。

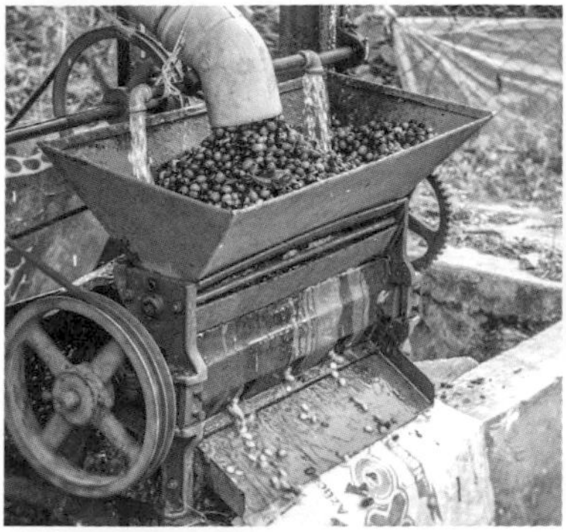

機器去除果皮與果肉

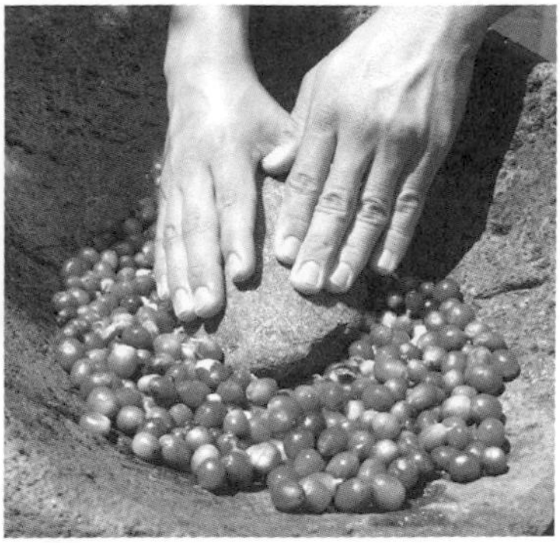

傳統手工方式去除果皮與果肉

水洗法是十八世紀時荷蘭人發明的，乾燥速度較快，風味也相對穩定，是目前最常利用的處理法，但過程會用掉大量清水，並不適合水資源缺乏的地方。由於果肉附著的時間短，風味比較乾淨，酸味明顯。另外還有一種改良式的「半水洗法」，是在去除果皮與果肉後，不經過發酵分解黏液，而是直接用果膠刮除機去掉黏膜然後進行乾燥，省去用大量清水清洗的過程。

●蜜處理法

採收後的果實先使用機器去除外果皮和果肉，保留黏膜膠質層（蜜）和內果皮、銀皮，再將黏稠的果實鋪在層架上，因為果膠很黏稠，所以必

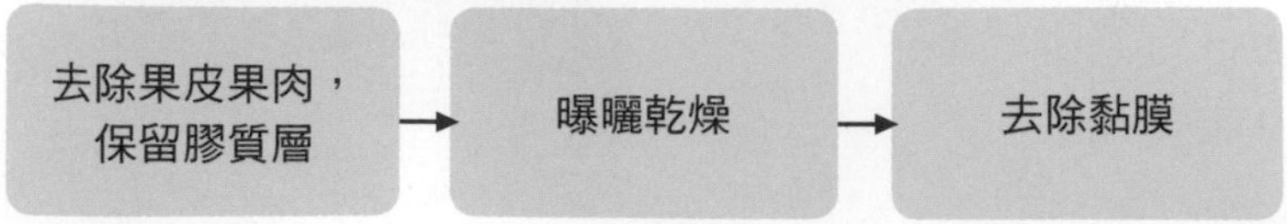

蜜處理法

須很費時費力翻攪。依據保留的黏膜比例不同，乾燥時間也不同，直到含水率約降至百分之十一為止。此種方法過程麻煩，難度較高，結果不易控制。但完美蜜處理的生豆有蜂蜜般的風味，甜度較高，香氣細緻，賣價也好；若處理不好會有不乾淨的雜味。

● 厭氧處理法

由於以上傳統的幾種處理法較難掌握品質，因此現在有一種新的厭氧處理法，是參考紅酒的釀造工藝。釀造紅酒時會將整顆葡萄置於二氧化碳氣體中，也就是進入無氧狀態，因此又稱作類紅酒處理法或二氧化碳處理法。

蜜處理法

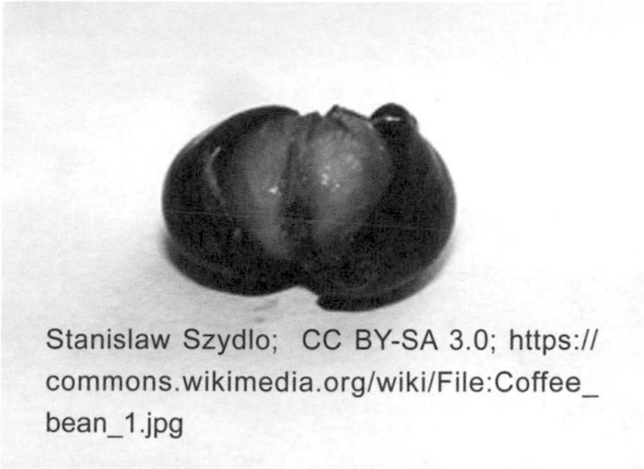

Stanislaw Szydlo; CC BY-SA 3.0; https://commons.wikimedia.org/wiki/File:Coffee_bean_1.jpg

去除外果皮果肉，保留黏膜膠質層

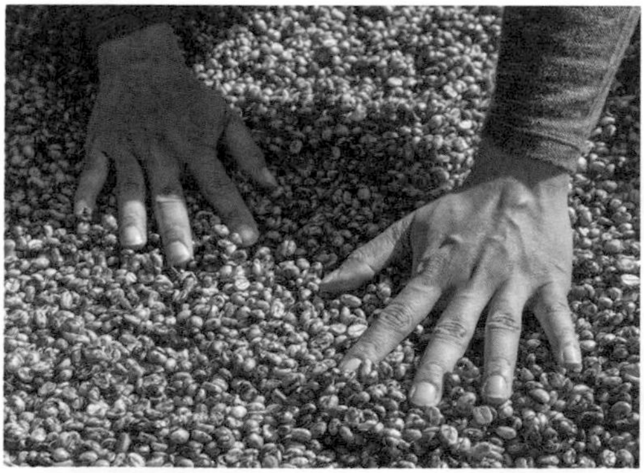

將黏稠的果實鋪在層架上並頻繁翻動

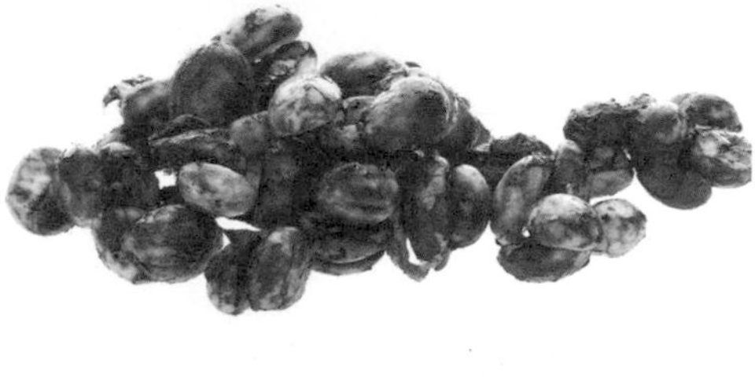

經由蜜處理的生豆

水洗法

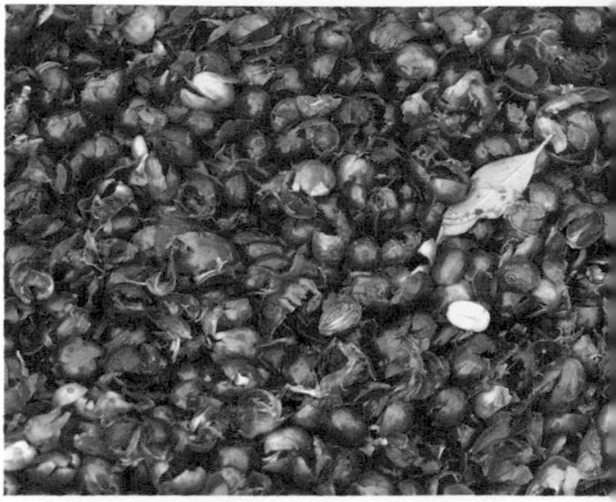

機器脫除的果皮與果肉

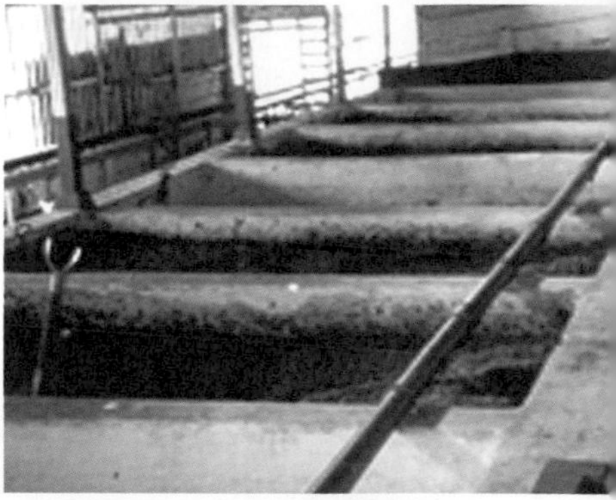

發酵槽

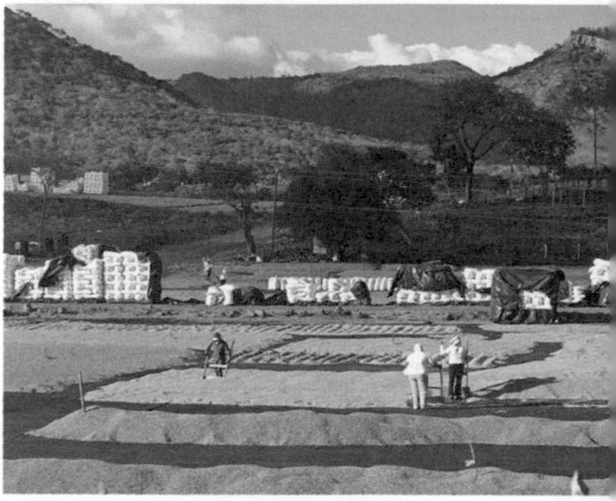

乾燥

方法是將咖啡果實放在不鏽鋼容器中，注入二氧化碳使容器內沒有任何空氣，利用果實本身的糖來轉化，目的是控制pH值，甚至溫度和溼度等因素，使咖啡擁有相同的風味與香氣。

厭氧處理法需要四大要素：

① 需要有效的遮蔭系統來遮擋陽光，使咖啡果實增加更多甜度；

② 不鏽鋼容器，目的是使咖啡的風味更加乾淨，不至讓容器吸收咖啡豆的風味；

③ 注入二氧化碳使容器內沒有任何空氣，這可使咖啡的風味和香氣都保留在其中；

④ 可控溫的環境，目的是讓咖啡擁有相同一致的風味。

4. 運送

接著帶殼豆會送去脫殼廠脫殼。此時，咖啡商再向咖啡農要當季生豆

瑕疵豆對風味與健康的影響

一粒瑕疵豆，不只會壞了一杯咖啡，甚至可能在運送、倉儲的過程中污染了其他的生豆，嚴重的話對健康有不利的影響。因此在產地處理生豆時，好的咖啡莊園不只會挑出雜質（小石子、樹枝、其他穀物等等），也會盡可能剔除瑕疵豆。

依照美國精品咖啡協會（SCAA）對阿拉比卡咖啡的分級標準，將瑕疵豆分為二類，第一類瑕疵的嚴重性高於第二類。咖啡生豆不能出現任何第一類瑕疵，且第二類瑕疵 350 公克中至多只能出現 5 個，才能稱為是精品咖啡。

- 第一類瑕疵：全黑豆、全酸豆、乾果／豆莢、發黴豆、嚴重蟲蛀豆、外來物
- 第二類瑕疵：半黑豆、半酸豆、帶殼豆、漂浮豆、未熟豆、縮水豆、貝殼豆、破損豆、果皮／果殼、輕微蟲蛀豆

另一方面，好的咖啡商家或烘焙師在採購生豆時，會留意產地採購或批發商提供的生豆品質，烘焙前後也會仔細挑豆，確保沒有瑕疵豆摻雜其中，以免影響萃取品質或不慎混包出售，而消費者也要選信用良好的商家購買。購買熟豆回家研磨時，不妨也試著檢查看看是否有瑕疵豆，一方面可以了解商家的品

質，再方面也不至讓自己喝下品質欠佳的咖啡。

瑕疵生豆按嚴重程度，依次可分為：

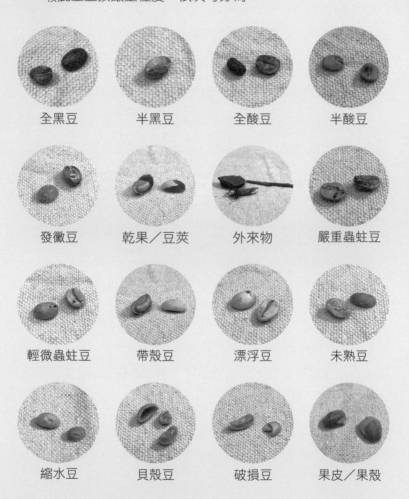

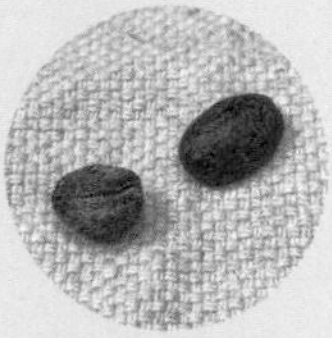
全黑豆

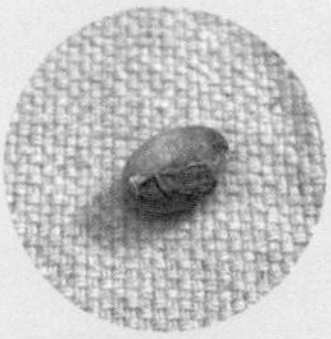
半黑豆

全酸豆

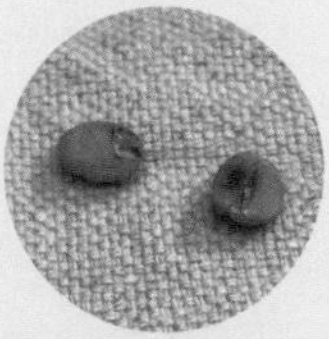
半酸豆

發黴豆

乾果／豆莢

外來物

嚴重蟲蛀豆

輕微蟲蛀豆

帶殼豆

漂浮豆

未熟豆

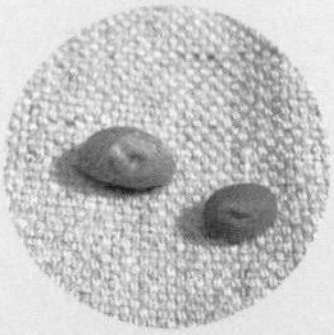
縮水豆

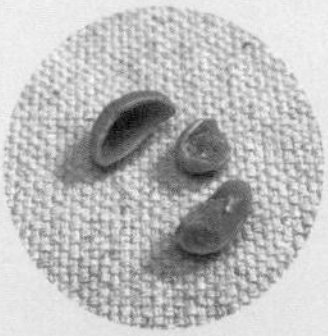
貝殼豆

破損豆

果皮／果殼

種類	原因	特徵
1. 全黑豆（生豆面積超過 50％以上）／半黑豆	在乾燥過稱中發酵過度受微生物感染	霉味、酸腐味，可能帶有赭麴毒素
2. 全酸豆（生豆面積超過 50％以上）／半酸豆	在處理過程中受到微生物感染	產生惡臭、酸腐味
3. 發黴豆	豆子從採收到儲存期間可能受到黴菌感染	產生惡臭、霉味、泥土味
4. 乾果／豆莢	因脫殼不良或是在水選、乾燥處理過程中未精細篩選	霉味、發酵味
5. 外來物	處理過程不良	常見的如小石頭、小樹枝、其他農作物等等
6. 嚴重蟲蛀豆（生豆上有三個蟲蛀洞以上）／輕微蟲蛀豆	蟲害侵襲	有酸臭、碘味、霉味
7. 帶殼豆	脫殼機作業不良所造成	無
8. 漂浮豆	因不當儲存或是乾燥而造成	發酵味、草味、泥土味
9. 未熟豆	因不當採收或高緯度咖啡果實熟度不均勻造成	青草味、稻草味，通常是澀感產生的主因
10. 縮水豆	因咖啡果實在發展時受乾旱所造成，縮水程度和乾旱時間長短成正比	有雜草味
11. 貝殼豆	和咖啡豆的基因有關	在烘焙時會產生焦味，數量多時可能會使烘焙不均勻
12. 破損豆	去除果肉或脫殼時，機器使用不當使豆子破損	霉味、泥土味、發酵味
13. 果皮／果殼	沒做好篩選而使果皮／果殼混入其中	數量多時會有土味、霉味

咖啡豆的分級

不同地區和不同國家對咖啡豆有不同的分級方法：

地區／國家	分級方法	內容
衣索比亞	舊制：以缺陷數來分級	水洗處理最高級為 Grade1 和 G1，日曬豆的最高等級是 Grade3 與 G3
	現行分級方式：按 ECX（Ethiopian Commodity Exchange，衣索比亞商品交易所）訂定的標準	將咖啡豆依處理方式分日曬、水洗，再各自按物理特性與杯測品質評鑑，分為 G1-G9 個等級
瓜地馬拉	依海拔分級	SHB 極硬豆：海拔 4500 ～ 5000 英呎 HB 硬豆：海拔 4000 ～ 4500 英呎 SH 半硬豆：海拔 3500 ～ 4000 英呎 GW 篩選豆：海拔 2000 英呎以下
哥斯大黎加	依海拔分級	SHB 極硬豆：海拔 3900 ～ 5000 英呎 GHB 優質豆：海拔 3300 ～ 3900 英呎 HB 硬豆：海拔 2600 ～ 3300 英呎 LGA 低海拔：海拔 500 ～ 2000 英呎
哥倫比亞	商業分級（Maragogype）	頂級（Supremo） 優秀（Excelso） 一般（UGQ，Usual Good Quality）
肯亞	以顆粒大小分級，再以杯測評定	最大顆粒為 E 等級，再依次為 AA、A、B、C、T 以及 PB（圓形豆）
杯測分級		Fine、Fair to Good，Fair Average Quality（FAQ），Common Plain Liquors

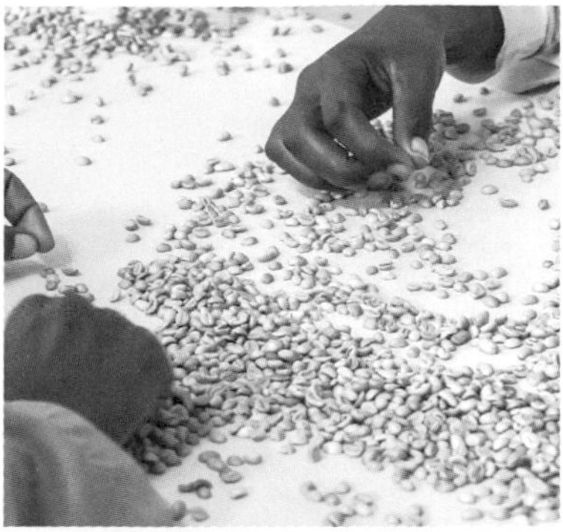
咖啡工人正在手工挑豆

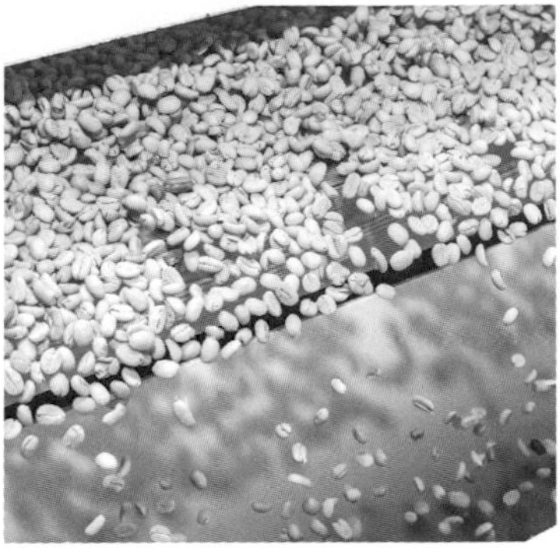
機器篩豆

樣品，進行烘焙與杯測，進一步確定品質與價格之後才採購，運送至倉庫，等待各地商家購買。

所謂杯測（Coffee Cupping）是指，採用美國精品咖啡協會（SCAA）標準化的烘焙度、萃取與品鑑方式，透過嗅覺、味覺、觸覺將咖啡的香氣、滋味、口感三種感官，用文字與量化為分數，來評鑑咖啡的統稱。

5. 烘焙、萃取、品嚐

接著咖啡館或個人從咖啡商購買咖啡豆產品，由烘豆師烘焙好咖啡豆，然後交由咖啡師以正確的萃取方法製作出一杯完美的咖啡。直到這杯咖啡被端到顧客的桌子上，咖啡的歷程才結束。所以從咖啡樹到一杯咖啡，實在是得來不易，因此應該好好珍惜每一顆咖啡豆。

咖啡產地與風味

咖啡是作物，與產地的地理環境，包括地形、氣候、土壤、水質等有很大的關係。一般而言，非洲的咖啡喝起來狂野豪放，中南美洲的風味較為中規中矩，亞洲豆則是醇厚度較高，酸香味較低沈的悶香；另外，海島咖啡因海拔一般不高，酸味低、風味清淡溫和。

非洲地區

● **衣索比亞：**是咖啡的起源地，物種豐沛，珍貴的咖啡品種幾乎都在此被發現，衣索比亞咖啡百分之九十五採用不施肥、不用農藥的傳統有機栽培，咖啡的風味是以橘香為主要特色。

● **肯亞**：濃郁的莓果，還有烏梅、甘蔗的清甜香，是肯亞出產的咖啡最典型的風味。

● **盧安達**：地理上位於高原、有肥沃的火山土壤，盧安達有能夠生產出高品質咖啡的優勢，尤其近年政區穩定之後，農民可以安心種植，咖啡成為出口大宗。頂級盧安達咖啡帶有花香、莓果香以及杏仁的香甜，風味濃郁飽滿。

中南美洲地區

● **巴西**：最大的特色是酸度低，喝起來柔順香甜，口感乾淨溫和。

● **哥倫比亞**：具有精品咖啡生長的絕佳條件，緯度低，海拔高。由於傳統的鐵比卡逐漸被混血品種取代，風味已大不如昔，近年來杯測贏家幾乎以南部的卡杜拉為主。

● **瓜地馬拉**：極硬豆優雅活潑，乾淨無雜味、層次分明、風味豐富，甚至以尾韻有煙薰味著稱。

●**哥斯大黎加：**喝起來溫和柔順，極為平衡，是咖啡的經典風味，蜜處理為哥國所獨創。

●**巴拿馬：**咖啡品種相當多元，藝伎算是稀有品種，具有濃郁橘香、芒果、茉莉花香以及花蜜的甜香，果酸明亮多變，品嚐起來像衣索比亞耶加雪菲。

●**薩爾瓦多：**保有最傳統遮蔭樹栽植法。異軍突起的帕卡瑪拉，其風味帶有令人愉悅的香料味而驚艷於國際。

●**尼加拉瓜：**咖啡風味低沈，十分獨特，巧克力、焦糖香、杏仁味明顯，酸味低。

海島地區

「海島」咖啡通常指的是夏威夷及加勒比海地區。

●**牙買加藍山：**咖啡酸香柔和，帶有太妃糖的香甜，味道清淡。

●**夏威夷：**可娜咖啡產地，雖然海拔不高，但果酸味乾淨優雅。

亞洲地區

●**印尼：**沈香低酸、醇厚度佳，曼特寧具有獨特的藥草、沈木香。印尼蘇拉威西咖啡質佳量少，風味帶有濃郁的花香。

●**印度：**最大的特色是經過季風風漬的咖啡豆，酸度低、稠度佳，喝起來像茶的咖啡。

●**巴布亞紐幾內亞：**咖啡酸香上揚，有橘香和花果香，帶點香料與巧克力香。

●**台灣：**一般人對台灣咖啡不甚瞭解，其實台灣咖啡是值得國人驕傲的。二００九年阿里山咖啡曾贏得美國精品咖啡協會「年度最佳咖啡」第十一名，這是亞洲第一個進入金榜的產國，連亞洲的生產大國印度及印尼至今都無法進榜，可想而知這份殊榮得來不易。

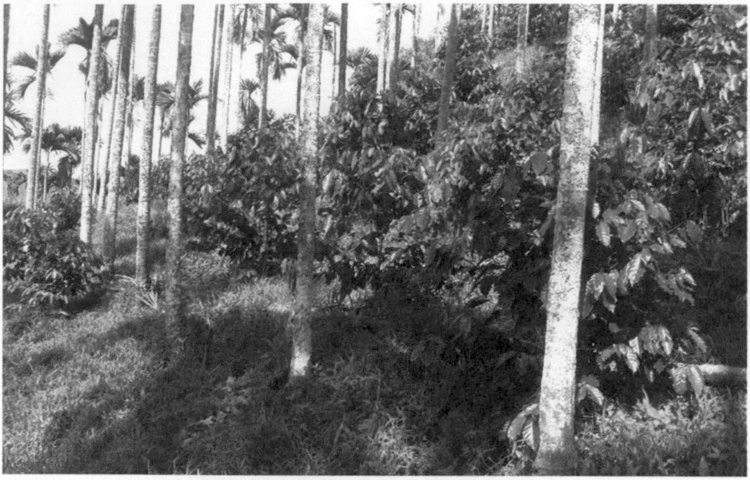

台灣嘉義梅山咖啡果園

大約一百多年前台灣有試種咖啡的紀錄，但咖啡栽植開始有起色，應該是在日本統治時期，日本人從東南亞引進阿拉比卡種的鐵比卡。台灣中南部山區恰好位於適合種植咖啡的地帶，南北回歸線間的熱帶和亞熱帶，年均溫攝氏十五至二十五度，年雨量一千五百至二千毫米，無霜害的地區。目前台灣咖啡生產成本高，但精品咖啡的實力不容小覷，當務之急應該提高品質，創造本土咖啡迷人的新味譜，自然就會貴得有道理。

一顆咖啡豆的養成——嘉義梅山咖啡農談台灣咖啡種植

台灣雖然從十九世紀末就已經引進咖啡試種，並曾在一九四二年左右有過全盛時期，以嘉義、雲林、花蓮、台東等北回歸線以南的高海拔地區為主，總種植面積將近一千公頃。二次大戰期間，大部分果園因戰亂而荒蕪，戰後雖然一度想要恢復，但因為沒有持續推動，咖啡的種植也因而停頓，許多人都不知道台灣曾經有過這麼一段咖啡歲月。

一直到一九九九年九二一地震之後災區重建，政府選擇咖啡作為重建作物，並大力推動，咖啡才又重回人們的記憶。台灣某些地區的氣候、地形原本就適合咖啡生長，加上咖啡消費人口愈來愈多，因此很快便活絡起來，才又重新續寫台灣咖啡栽植的歷史。

不過嘉義梅山咖啡農陳鋒城先生，他的咖啡史卻和別人很不一樣。

老茶農翻轉的咖啡經驗

陳先生的咖啡園在嘉義梅山碧湖村，靠近雲林交界處，位在海拔一0五0公尺，天氣夠涼爽但不至下霜，土壤屬於沙質地，引山泉水灌溉，有明顯的乾雨季，是非常符合咖啡生長的環境。雨季大概從四月開始，經過五月梅雨季、八月西北雨，到了九月咖啡果實成熟期後進入乾季，大概從十月底開始收成，一直到十二月底都是採收期。

同樣的環境條件，同樣是小果咖啡品種，但陳先生種出來的咖啡果實硬是比別人大了近一倍。在他身上，你除了可以看到咖啡栽種的知識優勢，更會不禁佩服台灣農人的智慧。

陳先生家一直以來都是梅山茶農，他從軍隊退伍後就回家幫忙種茶，一種就是四十幾年。他第一次種咖啡是在一九八一年，當時有位台中的咖啡公司想向他收購咖啡，由於曾在嘉義學習過不少咖啡栽種技術，因此他興致勃勃投入。沒想到隔年咖啡商卻消失不見蹤影，在被擺一道、長輩責備的情況下，他把所有咖啡樹都砍了！九二一之後推廣咖啡栽種的時候，他也沒有跟進。

不過，陳先生並沒有忘記第一次喝咖啡的經驗。那是民國七十幾年，當時用木炭烘焙，石臼磨豆，喝起來滋味卻很不錯，於是他動念想再種植咖啡。除了茶樹，他也在自家土地上種了檳榔等其他作物。種咖啡不像種茶，必須把所有的樹都砍光另闢耕地，而是間隔種在其他樹木旁邊，以收半遮蔭的效果，所以便毫無懸念地開始了他的咖啡第二春。

二〇一六年，他向另一位台灣咖啡專家、也是農人買進了鐵比卡咖啡樹苗，試種的成果意外地相當不錯，一年半就開花結果，又過一年，收成的咖啡豆已經有拿出來販售的水準，一些知道消息的人也紛紛私下向他訂購。不久前他又買入了巴拿馬藝伎品種來種植。

四十年茶農智慧是資產

咖啡要種得好，陳先生特別強調整個咖啡栽種過程的管理，也就是說，什麼時候該做什麼動作，都要確實到位。例如，種下咖啡樹苗的時候，他會在上面蓋上紅布，避免除草的時候誤傷；除草不能割得太低，以免影響土壤的保濕性；每個月都要施一次肥；咖啡樹開始結果的時候，養分都往果實集中，葉子會變黃，這時必須要補充養分，讓咖啡樹維持健康，這樣明年才會開出漂亮的花；十二月收成時需要水份，但時序已進入乾季，這時就要引山泉水灌溉。

這些都是多年種茶以及其他作物累積起來的經驗，讓他很容易觀察到一顆咖啡樹需要的是什麼。不只如此，在咖啡後製加工方面，同樣也利用了製茶的知識。例如咖啡果實漂水去皮之後，他會再漂一次水，仔細挑出好的和瑕疵的種子，然後加水靜置一晚。當天晚上，他會像做茶一樣，定時把豆子翻動攪拌，這樣可以使發酵更均衡完整，以後豆子磨起來不會澀澀的。

陳先生還有一項法寶，那就是「酵素肥料」。多年前他買進一批天然酵素，稀釋數百倍後用來施肥，沒想到效果出奇地好！之後他一直親自繼續培養這些酵素。只要

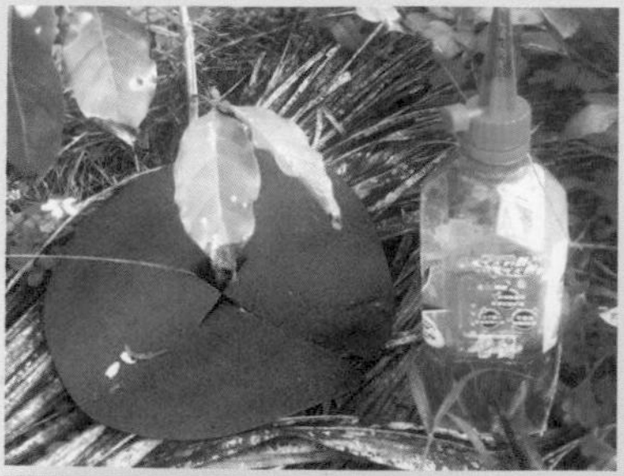
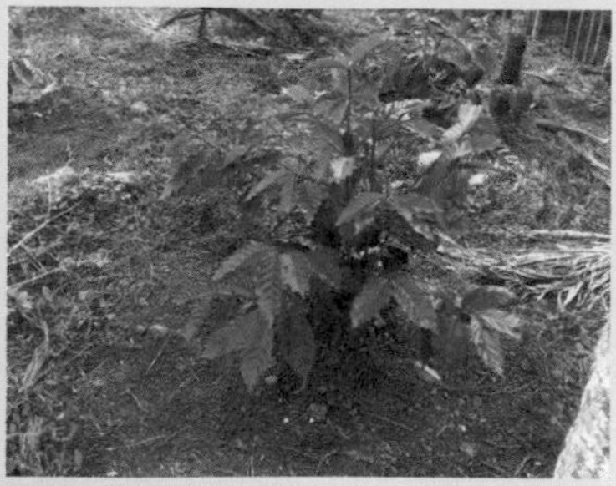
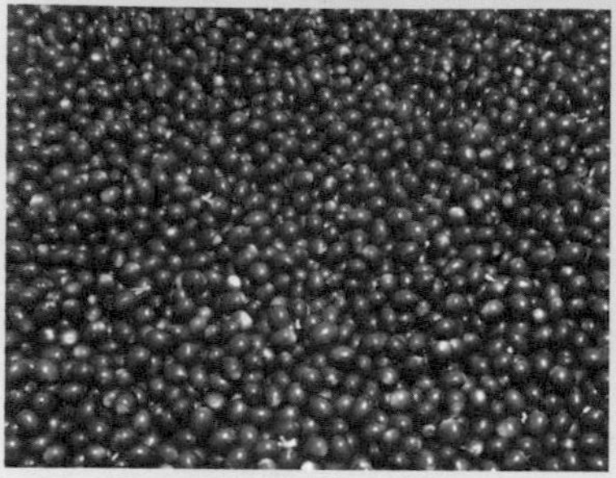
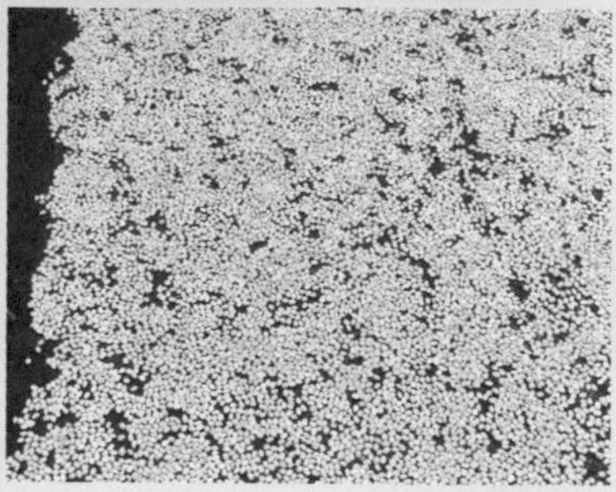

菌種還在，酵素可以一直再製，他不時加進牛奶、奶粉、海藻之類的動植物原料，每天攪拌，讓空氣進入，就可以源源不斷使用。陳先生說：「這個動作一定要自己做，買人家現成做好的，雖然快速，但你不知道當中加進了什麼。」自然也無法累積自己的Know-how。

現在梅山的碧湖村要成立合作社，整個村用合作社的方式管理，每個人遵守施肥程序，而陳先生的酵素肥料就是他無私分享的秘密武器。目前已經在碧湖村推廣，不少農友也因此提升了作物的品質。「我們小農沒辦法跟大量進口的咖啡比，那麼就運用在地的優勢，從管理下手，用心照顧好，朝向高品質、有特色的莊園精品豆來努力。」

烘焙

所謂烘焙（coffee roasting）就是對生豆加熱，在加熱的過程中，咖啡豆會產生化學成分降解聚合的一連串物理和化學反應。而不同的烘焙度能讓咖啡產生不同的風味，依烘焙度可分為極淺焙、淺焙、中淺焙、淺中焙、中焙、中深焙、深焙、極深焙等八種。

一般而言，咖啡的風味若要強調花香，通常會採取較淺的烘焙度，因為烘焙過深，分子量較低的花香風味會消失。若要強調焦糖、堅果、巧克力風味則會以中焙度為主。黑巧克力、酒香、燻木風味的表現則以中深焙或深焙來突顯。咖啡風味上的表現通常是較主觀的，有人喜歡酸甜度較大，有人則喜歡酸度較低，也有喜歡甘苦醇厚，所以最後還是需要由烘豆師來決定咖啡風味的表現。最新研究發現，咖啡因會因烘焙度的深淺而改變，烘焙愈深，咖啡因揮發排出愈多。從烘豆機的排煙口發現的白色結晶體化烘焙度不同，咖啡豆焦糖化程度不同而產生不同色澤，由淺至深共分為八種。

極淺焙	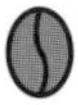	優秀的北歐烈火輕焙，可充分展現花香水果調，使咖啡喝起來極為活潑，果酸瞬間羽化為甘甜，是喜愛酸甜度大的最佳選擇。
淺烘焙	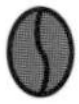	酸香味重，是嗜酸族可接受的烘焙度。
中淺焙	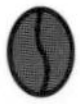	酸味較為溫和。
淺中焙	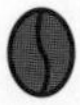	酸質轉為柔酸。
中烘焙	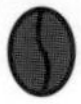	焦香味開始呈現，不偏苦、也不偏酸，能充分感受到苦味和酸味。
中深焙	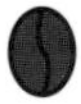	散發巧克力、焦糖般的香味。
深烘焙		苦味強烈，幾乎喝不到酸味，帶薰木香。
極深焙		豆子表面油光，明顯的焦香、燻木味，甚至有酒香味。

驗出咖啡因成分，就可以證明咖啡因確實會因溫度增高而揮發排出。

但咖啡豆烘焙得愈深，重量就變得愈輕，當豆體大小一樣時，同樣以十公克的重量來秤，會發現深焙的顆數會比淺焙顆數多，所以喝深焙的咖啡時，攝取的咖啡因會比較多就是這個原因。

萃取

一、磨製咖啡豆

在萃取咖啡之前，要先把咖啡豆磨成粉狀，而咖啡粉怎麼磨、粗或細？依據使用的萃取方式而有差異。一般常見的咖啡磨製工具有手搖式磨豆機、家庭用電動磨豆機，以及專業用的電動磨豆機。

●家庭用電動磨豆機

先來說說一般很常見的家庭用電動磨豆機，豆槽中有一個像果汁機一

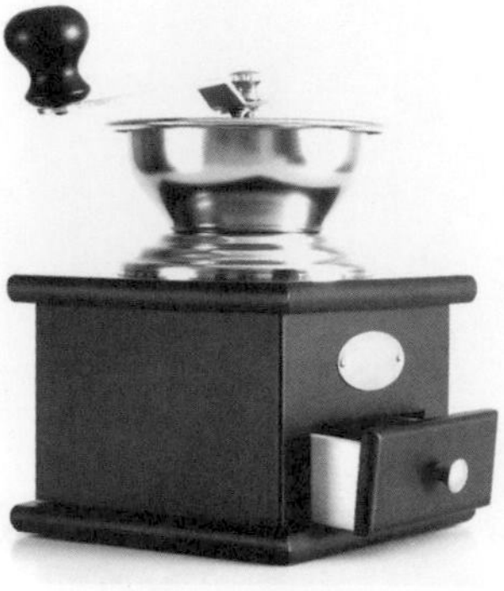
手搖式磨豆機

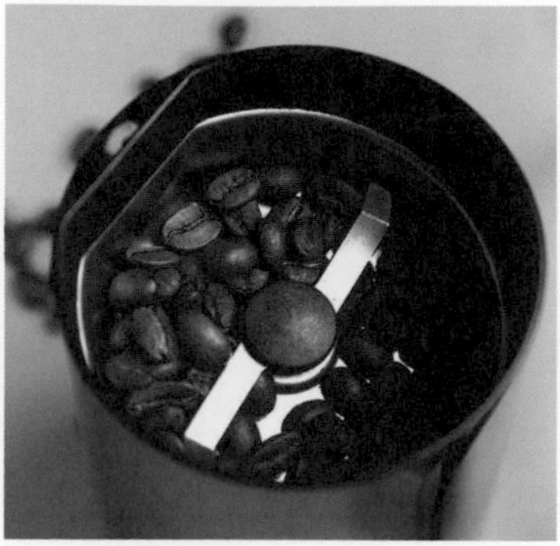
家庭用電動磨豆機

樣的刀片，蓋上蓋子、按開關或壓蓋子，刀片會快速轉動將豆子打碎，所以嚴格說來並不是「磨豆」，也有人說是「砍豆」。由於磨出來的是粗細不一的豆片，溫度較高，會影響萃取出來的咖啡液風味，若真想在家品嚐一杯精緻的咖啡，可能不太適用。

●手搖式磨豆機

許多喜愛精品咖啡、捨棄果汁機式磨豆機的人，轉而回頭來使用手動式磨豆機。它便宜、攜帶方便，又能兼顧咖啡研磨的品質。缺點是很花時間和力氣，手動調整粗細的刻度也需要一點技巧。適合悠閒、喜愛慢活的人士，慢慢享受一杯咖啡從研磨到萃取的過程。

●專業用電動磨豆機

咖啡館使用的便是專業的電動磨豆機，它是利用平刀或立體式錐刀、鬼齒來研磨咖啡豆，可以達到粉末粗細均勻、溫度不高且省時省力的要求，完整保留又能充份釋出咖啡風味。但售價高，所以幾乎都是商用。現在也有咖啡用品製造商生產適合家用的小型款專業電動磨豆機。

二、常見的咖啡萃取方式

咖啡的萃取方式有許多，以下介紹常見的幾種。各種沖煮方式都有其優缺點，不用執著於別人給的鐵律，很多都是經驗法則下的產物，也許你誤打誤撞的沖煮方式居然發現美味。美味一直是很主觀的感受，就如台灣的皮蛋一樣，有些人深愛，但在外國人眼中卻是怪物。找出屬於自己的最

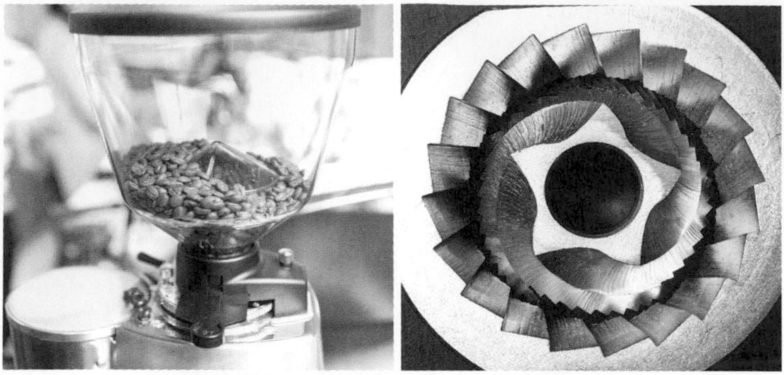

專業電動磨豆機及內部構造（錐刀）

各種研磨度及適用的沖煮方式

研磨度	顆粒粗細	適合沖煮器具
極細研磨 	顆粒同白砂糖大小	義大利濃縮咖啡機、摩卡壺、土耳其式
細研磨 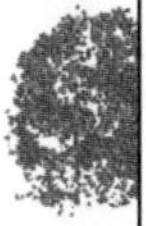	顆粒介於白砂糖跟細砂糖間	冰滴咖啡
中研磨 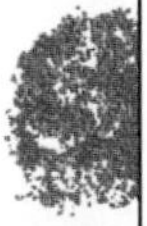	顆粒介於細砂糖和粗砂糖間	虹吸式、愛樂壓、手沖滴濾式、美式咖啡壺
粗研磨 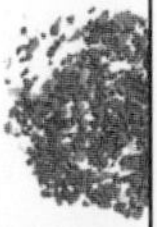	顆粒類似粗砂糖	法式濾壓壺、法蘭絨滴濾式

* 照片顯示顆粒的相對粗細，非實際顆粒大小

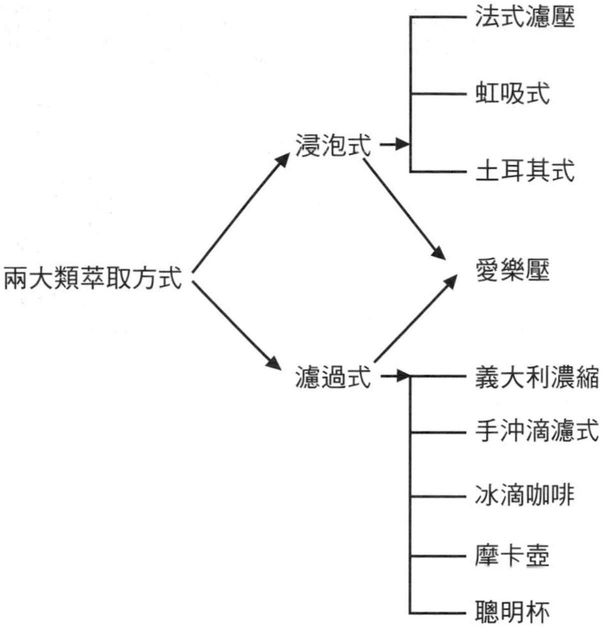

佳萃取方式並符合金杯原理，不斷嘗試，大家都可以成為咖啡大師。

●法式濾壓壺

是很容易上手的器具，也是能充分表現淺焙至重深焙的咖啡。由於是浸泡萃取，少了人為干擾因素，能泡出無修飾的咖啡原味。咖啡粉研磨度略粗於手沖，浸泡時間約為二分至二分三十秒，浸泡粉水比以一比十二至一比十七即可。

浸泡步驟：首先加入少許熱水潤溼咖啡粉並攪拌後，浸潤約十至

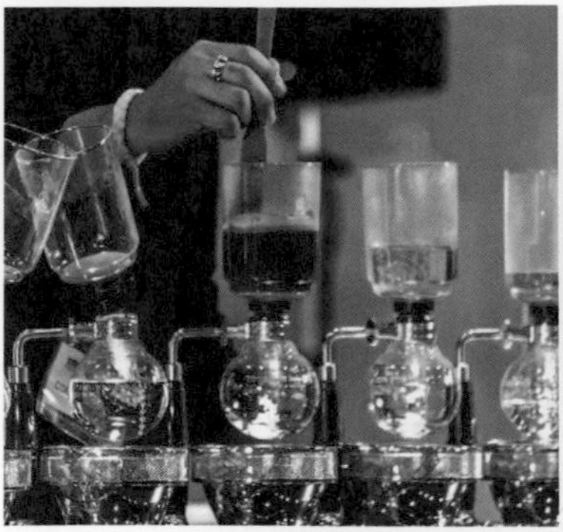

虹吸式

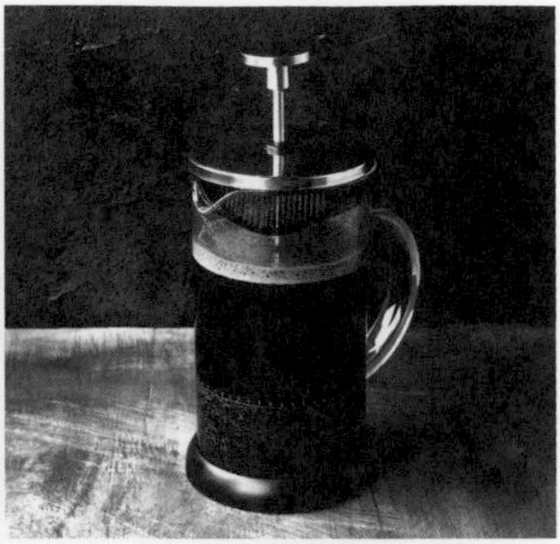

法式濾壓壺

二十秒，再倒入攝式八十五至九十二度的熱水。和手沖同理，烘焙度深、水溫就低，烘焙度淺、水溫高，輕輕攪拌後靜置，萃取時間到了之後，把金屬濾頭往下壓，即可得到美味的咖啡。

●虹吸式

又稱賽風（syphon），最初起源於歐洲。萃取的原理是用火源加熱下壺內的水，產生蒸氣壓力將熱水往上推進上壺。由於水溫高，所以較適合淺焙至中深烘焙，比較不適合拿來萃取深焙的咖啡豆，因為不易表現甘醇味卻很容易萃出焦苦味。

虹吸壺的萃取時間大約落在五十秒至一分

鐘，一般煮法是將下壺內的水加熱後使水上揚注滿上壺後，調小火源使下壺產生的蒸氣壓力可以支撐住上壺水，不至往下回流，如果這時用溫度計量水溫，應落在九十度，再把咖啡粉倒入（研磨度和手沖略同），使用攪拌棒將咖啡粉輕壓使之充分浸潤於熱水中，萃取五十至六十秒後關火，並快速輕輕攪拌幾圈。可以用溼布包住下壺的上半部，以加速上壺咖啡液流下，不至於過度萃取。咖啡風味及味道的豐富度表現較不如手沖。

●土耳其式

首先將一杯份的水（冷或熱皆可）倒入土耳其咖啡專用的小鍋中，再將適當的粉量倒入後輕輕攪拌均勻（研磨度可用最細），放在爐上煮，爐火的大小以不超過壺底座的範圍為準，加熱至沸滾快滿出來時，將小鍋移開火源，輕輕攪拌，再放回爐上再煮沸，離火，輕輕攪拌，約來回二至三次，滾沸的泡泡變少時，關火再輕輕攪拌均勻，就可慢慢倒入杯中，喝完咖啡

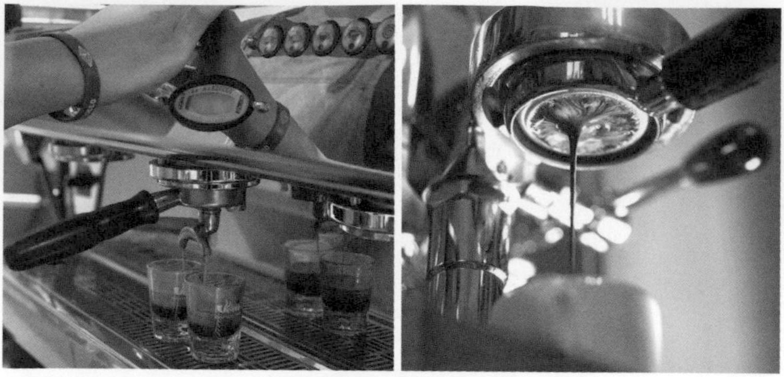

義大利濃縮

杯裡的殘渣還可以算命。

在土耳其當地用炭火煮咖啡，可依個人口味先加入方糖。

●義大利濃縮

義大利濃縮（espresso）是利用高壓高溫，九個大氣壓力來沖煮咖啡，得到濃縮的萃取液。烘焙得宜的新鮮咖啡豆，加上適當的時間萃取，一般義大利咖啡機會將十六至十八克咖啡粉填充於萃取濾杯，加以填壓平整後扣上咖啡機，即可萃取出濃縮的espresso咖啡液。另外，咖啡粉的粗細能符合二十三至三十五秒之間的萃取時間（研磨度比土耳其式略粗），這樣的濃縮咖啡入

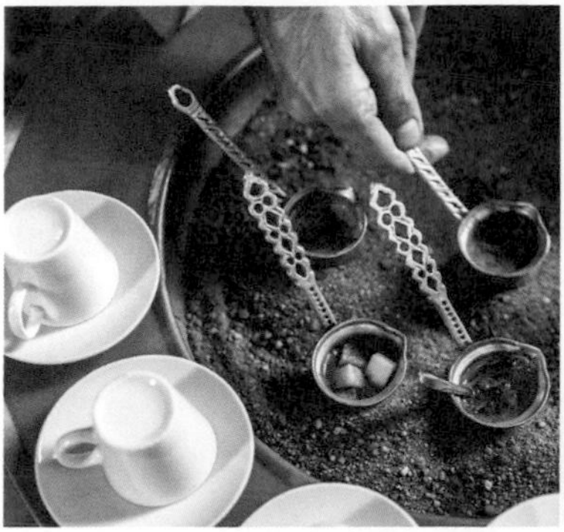

土耳其式

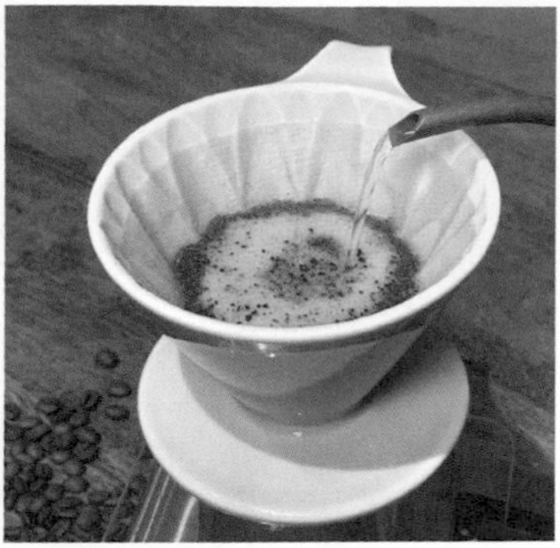

手沖滴濾式

口香醇甘甜，餘韻持久。

●手沖滴濾式

只要豆子烘焙條件夠好，不論淺焙或深焙，水沖咖啡都能完美詮釋風味。

手沖的研磨度為中度研磨，依濾杯的形狀（梯形、圓錐形、圓底形）有些微差異。手沖萃取前可先倒入約二倍於咖啡粉重量的熱水進行「燜蒸」約十至三十秒，愈深焙燜蒸秒數愈短，愈淺焙燜蒸秒數則愈長。燜蒸的目的是為軟化咖啡粉顆粒的質地，以利後續的風味及味道能萃取完美。燜蒸結束後開始由中心順時鐘方向從內向外劃螺旋狀慢慢注入熱水，再由外往內，如此重

手沖咖啡水溫

烘焙度	水溫（攝氏）
極淺焙	95 度以上
淺焙	92 ～ 95 度
中淺焙	92 ～ 90 度
中焙	90 ～ 88 度
中深焙	88 ～ 85 度
深焙	85 ～ 80 度

複數次直到所需的萃取量。要注意的是，一人份十五克的咖啡粉，萃取時間需控制在二分三十秒左右，切記一定要超過二分鐘味道才能萃取均衡。

手沖的咖啡粉與水量的比例最好能落在一比十三至一比十八之間，這個濃淡是一般大眾較能接受的範圍。濾紙手沖可濾掉咖啡醇（會使膽固醇飆升的元兇）而且使咖啡因含量降低，是最健康的沖煮法。

● 冰滴咖啡

濃淡可依個人喜好調整，一般冰滴的粉水比例多是一比十至一比十二。

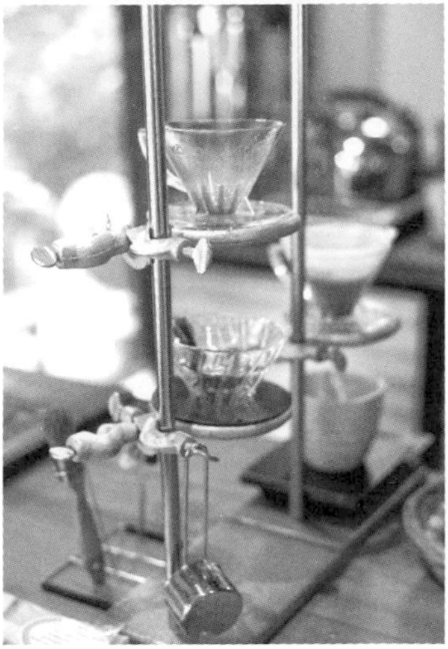

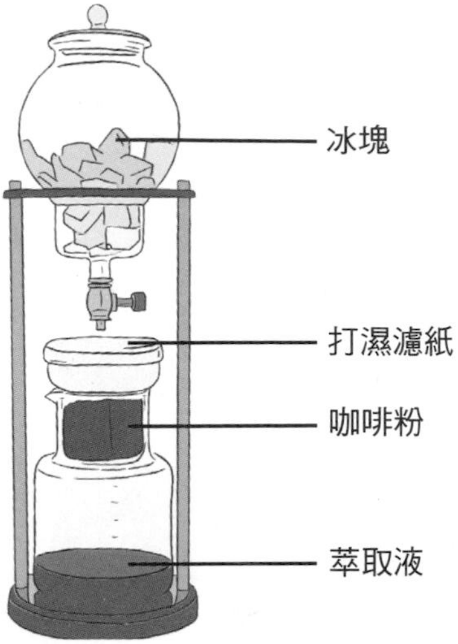

冰滴咖啡

萃取方法是先取裝咖啡的容器，放進過濾的裝置（濾布或濾紙），再倒入適量咖啡粉，接著取和咖啡粉同重量的室溫飲用水，慢慢倒入咖啡粉裡，要讓所有咖啡粉浸溼，必要時可使用攪拌棒攪動一下粉層再倒入飲用水，直到咖啡粉都浸溼後滴出少量的咖啡液時，再於浸濕咖啡粉的上面置放一張打濕的濾紙（滴漏下的冰水滴在紙上，才能均勻地被紙張吸取後再往下輸送到咖啡粉），盛粉器裝回原處靜置三十分鐘，將盛水器裝進冰塊或冰水（總量要扣掉剛剛倒入咖啡粉浸濕的水量，例如以一比十濃度，咖啡粉量一百克，浸溼飲用水倒入一百克，這時盛水

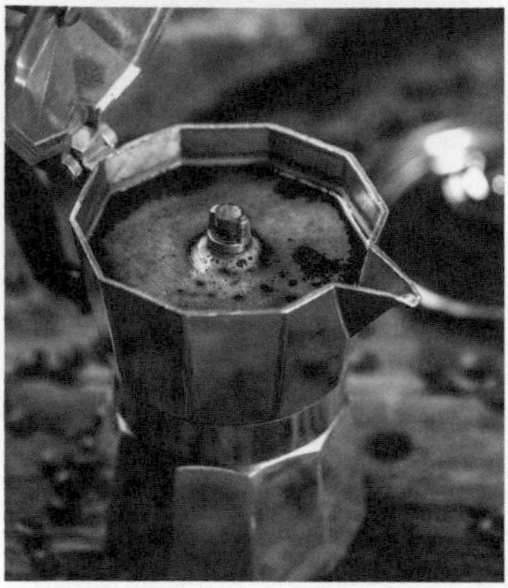

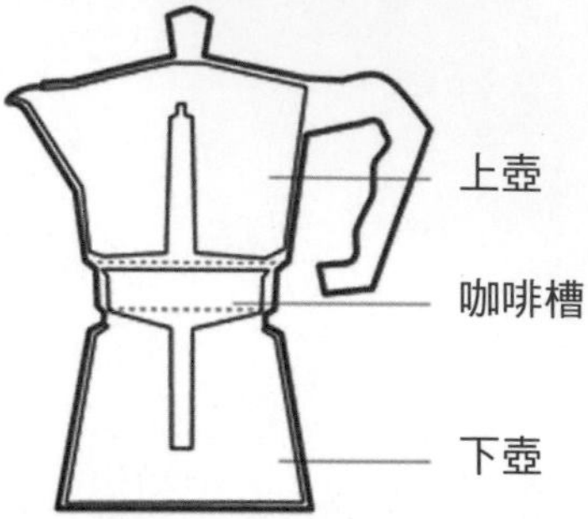

摩卡壺

器內則只要再裝進九百克冰塊或飲用水），打開水量調節裝置，滴速用三秒一滴。

萃取完成後搖勻即可飲用，沒飲用完的咖啡液記得儘快放入冷藏室保存，因為室溫高會加速發酵，失去冰滴原有的風味。

●摩卡壺

又稱蒸氣沖煮式咖啡壺，通常用鋁或不鏽鋼製成，包括上下兩個部分。下壺有一個咖啡槽，上下壺中間有導管相通。

萃取方法是在下壺裝水，水量不可以超過洩壓閥，接著將咖啡粉放在咖啡槽（研磨度介於美式與義式濃縮之間），整平、去掉

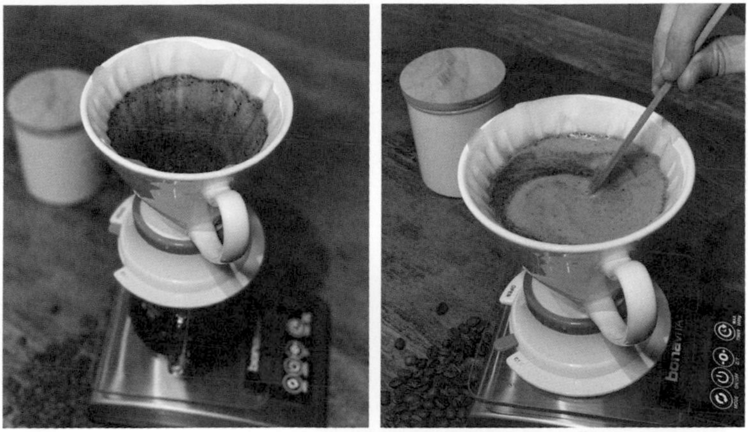

聰明杯

多的粉之後，將上下壺連接轉緊，放在熱源上加熱，火不宜過大。當下壺的水沸騰後，蒸氣會將熱水往上帶，通過咖啡粉往上流入上壺中。要注意，當開始聽到啵啵的沸騰聲表示下壺的水快流完了，就要盡快將摩卡壺離火，以免空燒破壞了咖啡壺。

●聰明杯

這也是另一種少了人為干擾因素，能泡出無修飾的咖啡原味的方式，也是能充分表現淺焙至重深焙的咖啡。

沖煮方法是，首先將濾紙放入聰明杯內，用少許熱水沖一下濾紙再把水倒掉（可把濾

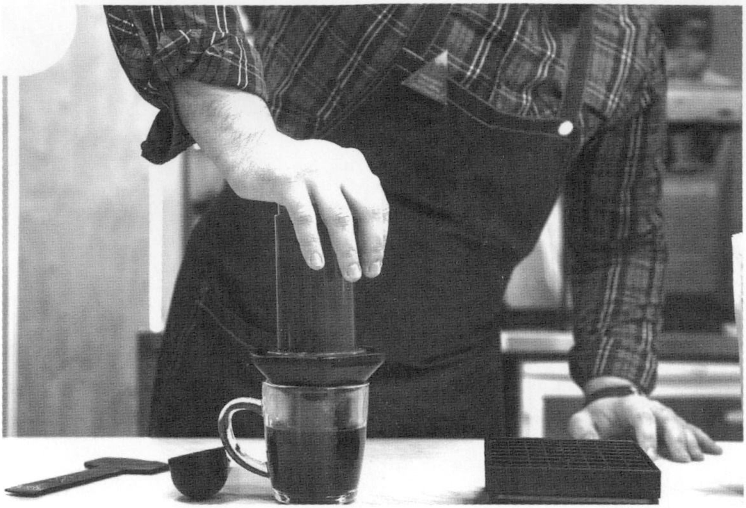

愛樂壓

紙的紙味去掉），接著倒入咖啡粉，再倒入八十五至九十二度熱水（烘焙度深則水溫低，烘焙度淺則水溫高），浸泡粉水一比十三至一比十八之間，熱水倒入後輕輕攪拌使咖啡粉充分浸泡於熱水中，再靜置約二分至二分三十秒，到萃取時間後再輕輕攪拌幾下增加萃取，將聰明杯放在咖啡杯上即可滴漏出美味的咖啡，是一種很方便也很健康的沖煮方法。

●愛樂壓

是利用活塞的壓力提高萃取效率，

所以只要三十秒就可做出一杯咖啡，萃取步驟是，首先於容器內倒入約九十度的熱水，預浸十秒，再將活塞套上，往下慢慢壓二十秒直到容器的底部，即可得到風味乾淨的咖啡。

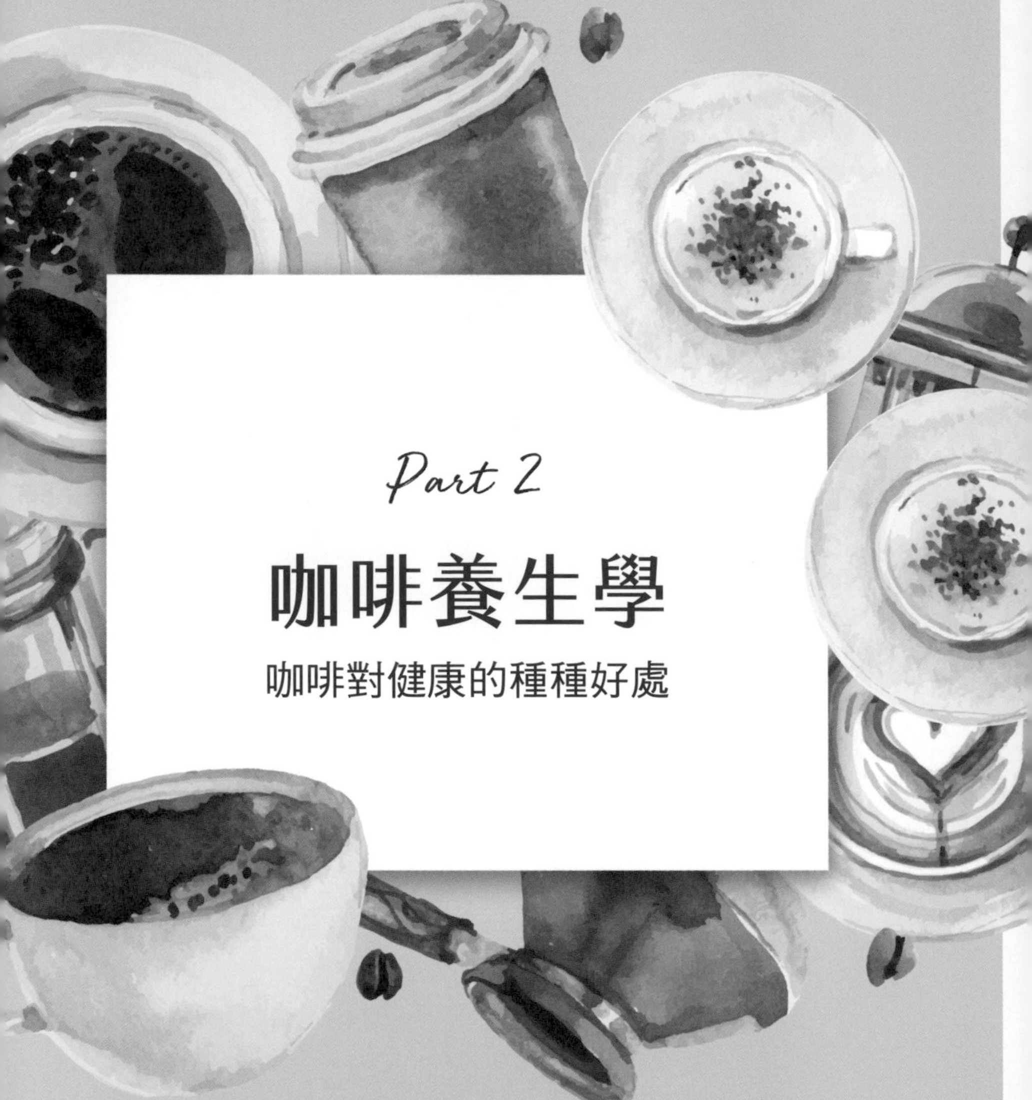

Part 2

咖啡養生學

咖啡對健康的種種好處

Chapter 3

咖啡是百藥之王

人類利用咖啡的年代已經十分久遠了！從最早被當作藥草，到後來由於含有咖啡因而被認為不利健康，所幸近年來有愈來愈多的科學與醫學研究顯示，咖啡含有許多抗氧化物，其實對人體很有益處，尤其是對成人的健康有許多幫助，還因而有了「百藥之王」的稱譽。

在美國，咖啡飲用人口約佔百分之七十五，每天有一億八千萬人以咖啡開始一天的作息。咖啡也是目前全球期貨貿易量僅次於石油的物品，可

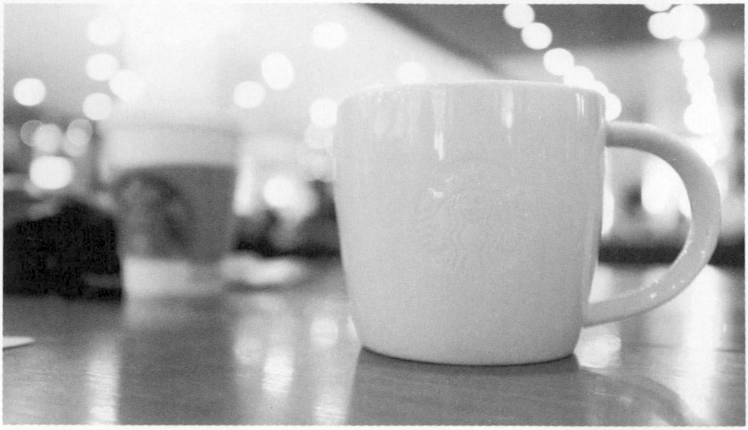

就像電影《電子情書（*You've Got Mail*）》裡每天都要去連鎖咖啡館的女主角，或《慾望城市（*Sex and the City*）》中在咖啡館寫作的才女作家，美國有龐大的咖啡消費人口，是世界最大的咖啡消費國。

見它風行的程度。因此雖然在眾多含有抗氧化物的食物中，咖啡的抗氧化作用不見得最強，但卻是最為普遍、利用率最高的，因而醫學與科學界投入許多資源來研究它對人體健康的影響，陸續發現它對某些疾病有幫助，以及它的使用禁忌等等。特別是近十年、十五年研究更加積極、嚴謹，不少運用了統計技術的統合分析（meta-analysis）彙整出總結論，由於研究個案數目眾多，甚至有達到數萬甚至百萬人口，是十分具有代表性意義、可信度高的研究。

中等份量的咖啡是健康飲食的一部分

目前醫學與科學界，大多是針對咖啡中含有的成份來研究，比如腫瘤科、心臟科、肝膽腸胃科等專家，就在各領域中研究這個成份作用的機轉，新陳代謝科專家就關注它能否抑制糖尿病，以減少胰島素和藥物的使用，諸如此類。咖啡對健康的好處，目前普遍被大家認知的，是它在糖尿病、心血管疾病、痛風、膽結石，以及失智症、帕金森氏症、癌症等方面的作用。最近一些研究發現，喝好咖啡、喝得規律的話，可以改善腸道環境，讓好菌增多，減少壞的發炎因子，對新陳代謝疾病有幫助；再者，由於腸子是人體的第二個腦，腸道健康也會影響腦部，有利於預防帕金森氏症，在某個程度上可能會增加記憶，預防失智。

最近的研究是二〇一七年在醫學權威刊物《內科醫學年鑑（Annals of Internal Medicine）》上發表的二篇報告*，分別針對歐洲十個國家、超過

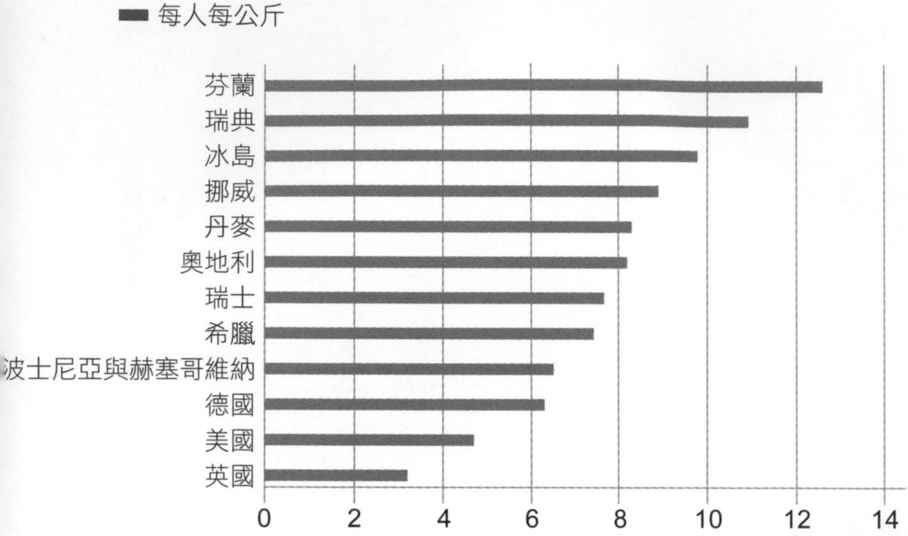

資料來源：國際咖啡組織（International Coffee Organization）

2016 年全球咖啡消費人均排行

四十五萬人，蒐集他們喝咖啡的杯數與其他飲食、生活習慣、人體測量數據，肝功能、循環系統疾病以及生物代謝數據等，做咖啡與死亡率關係的大數據分析。另一個則是以非白人人口為研究對象，超過十八萬五千人參與。兩個研究結果都顯示了，與不喝咖啡的人相比，喝咖啡的人有較低的總死亡率。由於醫學的進步，對咖啡的研究一直在推陳出新，以前許多觀念已被顛覆，因此二０一六年美國的飲食指南將咖啡列入每日健康飲食菜單中，咖啡因建議量由三百毫克提高至四百毫克。

咖啡是古代的良藥，對我們現代人來說，不妨當成健康飲品。一個東西沒有絕對完美，通常有好處也有壞處，既然咖啡的好處遠多於壞處，那麼就選擇它的好處，避開壞處，以這個態度來思考、品味、享用吧！

咖啡適量飲用，一天三杯很恰當

喝咖啡作為養生的習慣、健康的行為，可以從二個角度來看，一是健康的人如何利用咖啡保養身心；二是身體有病痛的人要如何健康無害地飲用，甚至利用咖啡來改善症狀。剛剛提到，美國的飲食指南將咖啡因每日

---

* The European Prospective Investigation into Cancer and Nutrition (EPIC): Coffee Drinking and Mortality in 10 European Countries: A Multinational Cohort Study, Annals of Internal Medicine 2017

* The Multiethnic Cohort (MEC): Association of Coffee Consumption With Total and Cause-Specific Mortality Among Nonwhite Populations, Annals of Internal Medicine 2017

建議量提高至四百毫克，但其實我們在喝的時候，很難去測量一杯咖啡中咖啡因的含量，它會因為咖啡豆品種、萃取方式和技術而有所不同，從六十到一百二十毫克都有，甚至有達到一五十毫克，這樣不僅太複雜，一般人也不可能精確做到。所以我以平均一杯大概一百毫克來計算，主張預防疾病一天三杯最適合。

養生的重點在尺度拿捏，平常沒有喝咖啡習慣的人，一次攝取太多咖啡因會升高血壓，畢竟咖啡還是有急性作用，會引起中樞神經興奮、使血壓上升。應該慢慢增加、培養習慣，讓身體適應（增加耐受性）。還有一點要特別注意的是，**不要喝很熱的咖啡，六十五度以上的高溫就會對食道造成傷害，容易引起食道癌。**

另一方面，很多研究證實咖啡對於預防或改善某些疾病有效，也有建議的飲用量，例如心血管疾病的日飲建議量是四杯最恰當，過少或過多都不好，糖尿病五至六杯才有效，痛風則是六杯……等等。一般以藥物來說，

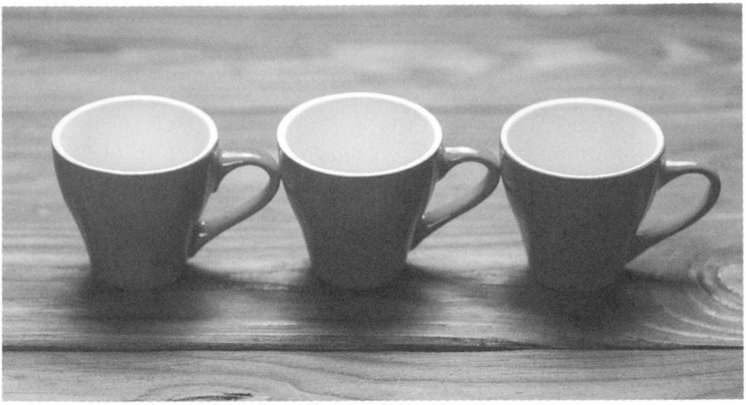

建議每天喝三杯咖啡，保健不過量。

劑量愈多，藥效愈好，但咖啡不見得如此，不適合一味追高用量。因為即使患有同樣的疾病，每個人的嚴重度不同，而且有的人可能同時有二種以上的疾病，比如痛風合併糖尿病、痛風合併心臟病，因此不能很嚴格地限制規定一定要喝幾杯。再說，咖啡是飲料，並不是藥，不必那麼嚴謹去思考一定要多少劑量才行。

我的看法，咖啡確實對健康有好處，但不要因為喝六杯對糖尿病有效，就強迫自己必須要喝到六杯。畢竟對抗疾病還是要從日常飲食、運動、生活方式等各方面著手，若需要治療就要用藥物，咖啡只是輔助。而且除了喝出健康以外，也要品味出它的香醇，這樣的境界才好。

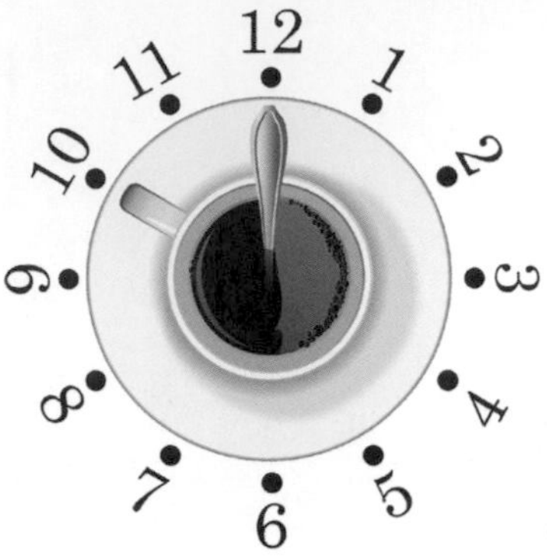

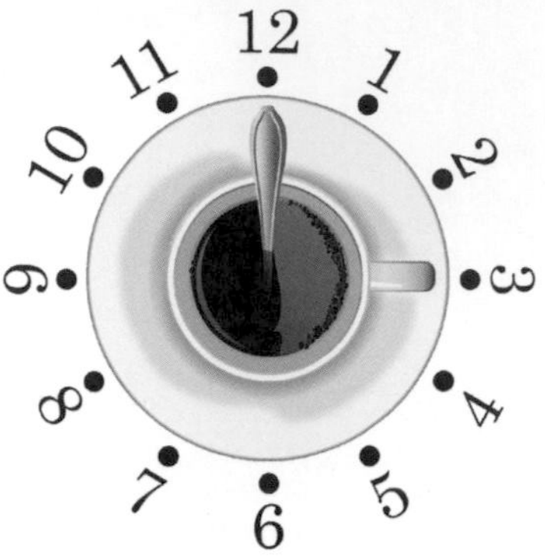

咖啡什麼時候喝？上午十點和下午三點

另一個很重要的是飲用的時間。

很多人喜歡拿咖啡配早餐，但事實上早上起床不久是精神最旺盛的時候，英國布里斯托大學實驗心理系教授羅傑斯（Peter Rogers）也有研究指出，一早喝咖啡雖然在心理上感覺較有精神，但實際上只不過是恢復正常狀態而已，並沒有太多提神作用。反而是到了十點左右，腎上腺素分泌量漸漸少了，精神開始煥散，可以來杯咖啡提振一下。然後到了下午三點是精神最萎靡的時候，需要咖啡來幫忙提神。但下午喝了咖啡會影響睡眠的人就改用其他方法振作精神。

這幾種人要慎選或避免飲用咖啡

1. **懷孕前半期的女性：**懷孕前半期不喝或少喝。有人說孕婦懷孕初期喝咖啡會使胎兒體重過輕，也有會產生先天性畸形的說法，但機率很低。懷孕後半期應減量飲用，比如原來一天喝四杯，後半期則減為二杯就好。

2. **喝咖啡會影響睡眠的人：**下午過後不要喝咖啡。

3. **胃酸過多、有胃食道逆流症狀：**少喝。

4. **骨質疏鬆者：**少喝或不喝。

5. **十二歲以下心智還未成熟、骨骼發育未完全的孩童。**

6. **喝了咖啡會心悸的人：**若是對咖啡的品質或品種不適應而產生心悸，可以多嚐試挑選到適合自己的咖啡。但若是對咖啡因本身就缺乏耐受性，再怎麼挑選咖啡還是會心悸，那麼就不建議飲用。

7. **肺癌患者：**不適合飲用。

8. 青光眼患者：咖啡易使眼壓升高，建議少喝。

咖啡影響健康的因素

一、品種

咖啡豆中含有碳水化合物（多醣、蔗糖等）、蛋白質、胺基酸、脂質、揮發性物質、礦物質（鉀、鈣、鎂等）、水份及生物活性化合物等等。不同品種的咖啡，成份也有差異。兩大樹種阿拉比卡與羅布斯塔相較起來，阿拉比卡的咖啡因和綠原酸含量都比較低，但脂肪含量卻比羅布斯塔種多了百分之六十，糖的含量則是兩倍之多。

二、活性化合物成份

咖啡內的成份多達一千多種，除了常見的幾種活性化合物，其他則比較少被討論。其中除了大家熟知的咖啡因之外，還有綠原酸、二萜，以及葫蘆巴鹼和菸鹼酸，有些成份在烘豆或萃取的過程中會產生變化。我們來了解一下這些主要成份與健康的關係。

● 咖啡因 caffeine

一般人都聽過咖啡因，知道它有助於提神，但為什麼它會有提神的作用，除此之外還對人體有什麼影響？

它是植物的化學武器

咖啡因是一種生物鹼，在數十種植物的葉片、種子、果實中（例如茶、可可等）都可以發現。咖啡樹在發芽的時候，新芽中含有高濃度的咖啡因，能夠麻痺前來啃食的昆蟲，讓蜘蛛結不成網，趕走蛞蝓和蝸牛，可以說是天然的除蟲劑。對這些昆蟲和小生物來說，咖啡因是毒藥，而毒素本身就有藥性，提煉出來好好利用便是良藥。

阿拉比卡與羅布斯塔生豆成份比較（%）

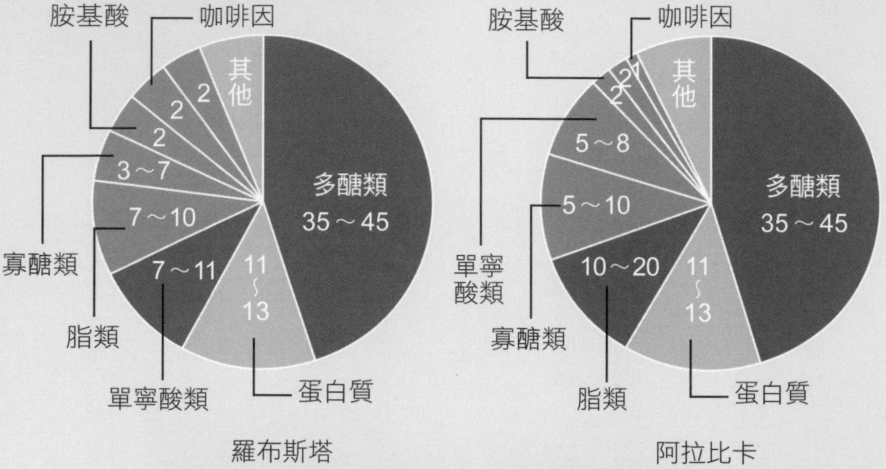

成份	阿拉比卡	羅布斯塔
多醣類	35~45%	35~45%
蛋白質	11~13%	11~13%
脂類	10~20%	7~10%
寡醣類	5~10%	3~7%
咖啡單寧酸類	5~8%	7~11%
胺基酸	2%	2%
其他酸類	2%	2%
咖啡因	約佔 1%	約佔 2%
其他		

它是中樞神經興奮劑

咖啡因作用在人體上，會使中樞神經興奮，所以它能暫時趕走瞌睡、恢復精神，因此它也是世界上被利用得最普遍的精神藥物。此外它還有利尿與強心作用。我們人體中有「腺苷」（adenosine）以及「腺苷受體」，存在於中樞神經系統、心臟、腎臟、消化道、脂肪組織和肌肉等處，它會讓心臟等組織的血管擴張，讓腎臟血管收縮。而咖啡因進入人體後和腺苷受體結合，就會阻礙它原本的作用，也就是使心臟血管收縮（強心），讓腎臟血管擴張（利尿）。

我們攝取的咖啡因有百分之九十五在肝臟中被代謝，分解成副黃嘌呤、可可鹼和茶鹼這三個產物，各有作用，最後都會進一步代謝，從尿液排出來，所以沒有在體內累積的問題。

◆副黃嘌呤：加速分解脂質，使血液中的甘油及游離脂肪酸含量增加。

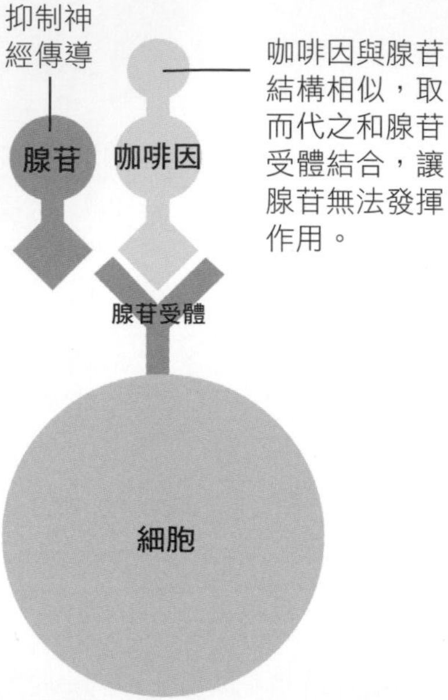
抑制神經傳導
咖啡因與腺苷結構相似，取而代之和腺苷受體結合，讓腺苷無法發揮作用。
腺苷
咖啡因
腺苷受體
細胞

◆**可可鹼**：擴張血管，增加尿量。

◆**茶鹼**：舒緩支氣管平滑肌，有支氣管擴張作用，可被用於改善氣喘。

和止痛劑一起使用有加乘效果

許多市面上所販售的止痛藥，有分為一般錠與加強錠，這其中的差別多半在於「咖啡因」的有無。咖啡因能夠縮短藥品開始作用的時間，因此很多止痛藥品會添加咖啡因，與其他基本的止痛劑做成複方，藉以縮短藥

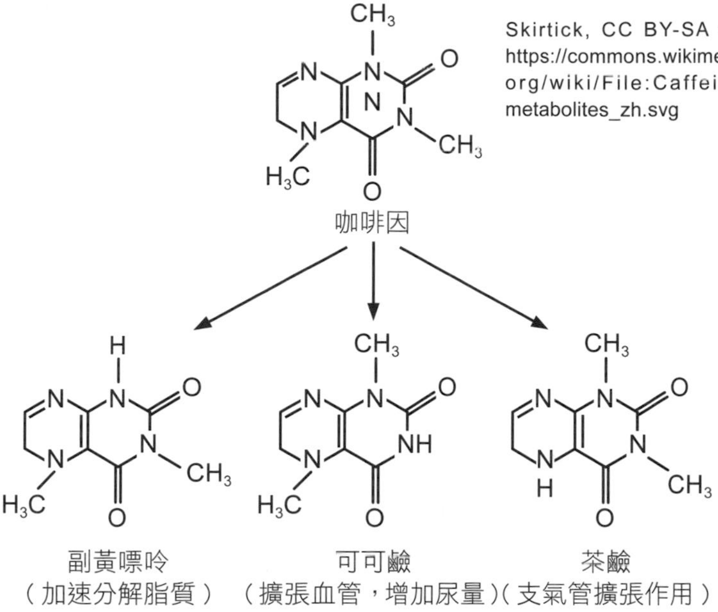

品開始作用的時間。同樣地，如果吃了市售的止痛藥之後覺得沒有效果，不妨試著配一杯溫熱的濃咖啡，可以讓下肚的止痛劑更快替你舒緩疼痛。

● 綠原酸 Chlorogenic acid CGA

咖啡中富含多酚類，具有抗氧化的作用，而綠原酸就是其中的衍生物。綠原酸是造成咖啡酸澀苦的因素，但綠原酸不耐高溫，在烘焙過程中會被破壞，大概只剩原來的一半，所以淺焙的咖啡豆能保留較多的綠原酸。因著烘焙與飲用量的不同，每次

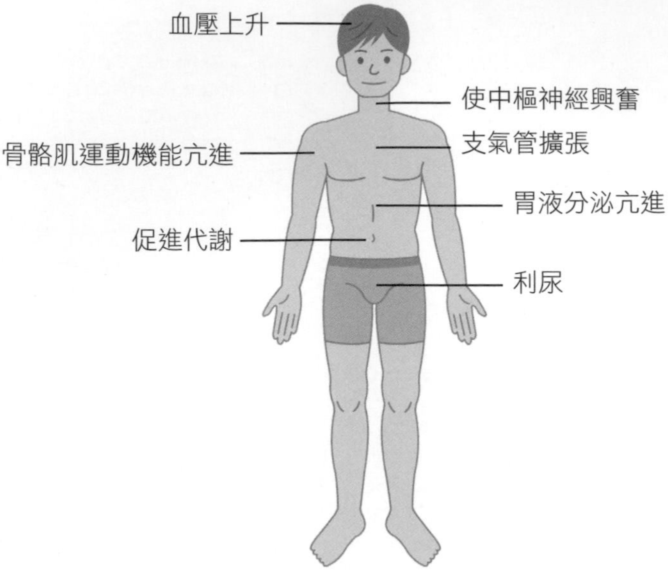

咖啡因的急性作用

大約會攝入二十至六百七十五毫克的綠原酸，差距頗大。有研究發現，在眾多的抗氧化食物中，美國人從咖啡獲得的抗氧化物最多，高於其他食物和飲料。

自由基是氧在體內新陳代謝後產生的物質，活性很強，可以和許多物質發生強烈反應。在自由基數量受到控制時，它對人體是有益的，可以幫助傳遞維持生命活力的能量、殺菌並排除毒素，但是如果數量失去控制，就會使人體受到傷害，損壞正常細胞與組織，引發多種疾病。抗氧化物有助於去除自由基，保護細胞組織，而綠原酸便是咖啡中的抗

自由基對身體的損害

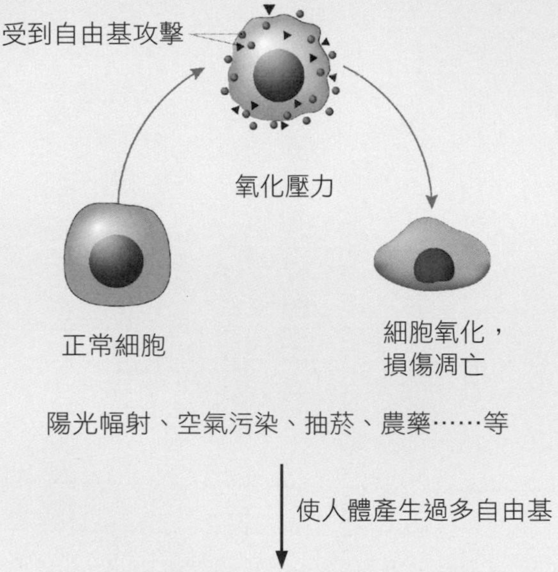
受到自由基攻擊
氧化壓力
正常細胞
細胞氧化，
損傷凋亡
陽光幅射、空氣污染、抽菸、農藥……等
使人體產生過多自由基

抗氧化劑可以保護細胞組織

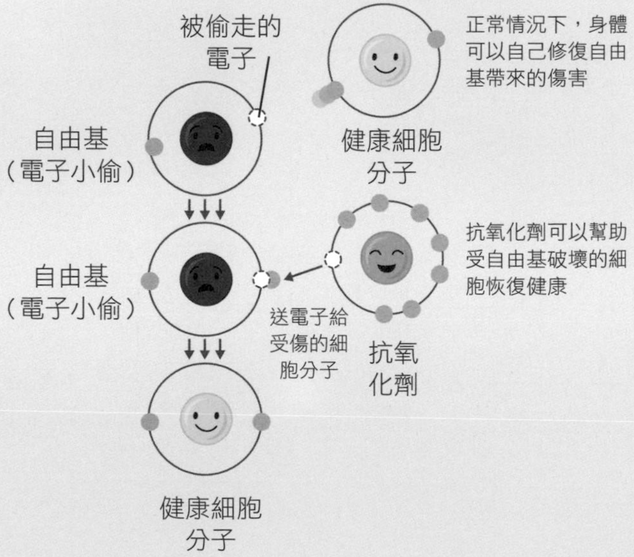
被偷走的
電子
自由基
（電子小偷）
健康細胞
分子
正常情況下，身體
可以自己修復自由
基帶來的傷害
自由基
（電子小偷）
抗氧化劑可以幫助
受自由基破壞的細
胞恢復健康
送電子給
受傷的細
胞分子
抗氧
化劑
健康細胞
分子

氧化成份，對於心血管、糖尿病、改善消化器官機能、抑制葡萄糖吸收以減輕體重、防止黑色素沈澱等，都有正面的功效。

●二萜 diterpenes——咖啡醇、咖啡豆醇

咖啡中的油脂主要來自二種成份：二萜類中的咖啡醇（cafestol）與咖啡豆醇（kahweol），它們會導致體內的膽固醇和中性脂肪增加。由於脂肪的熔點比較高，即使經過高溫烘焙也不會被破壞，因此不論淺中深焙，咖啡醇與咖啡豆醇濃度並沒有改變。

有研究發現使用濾紙的濾泡式咖啡可以將咖啡中的油脂過濾，吸附在濾紙上，比較不會造成血脂上升。另外還發現咖啡醇可以產生類似嗎啡效果的物質，而且很容易就能被人體完全吸收，短時間內能達到鎮痛的效果。

●葫蘆巴鹼 trigonelline

葫蘆巴鹼是咖啡苦味的來源之一，但苦味僅是咖啡因的四分之一，對

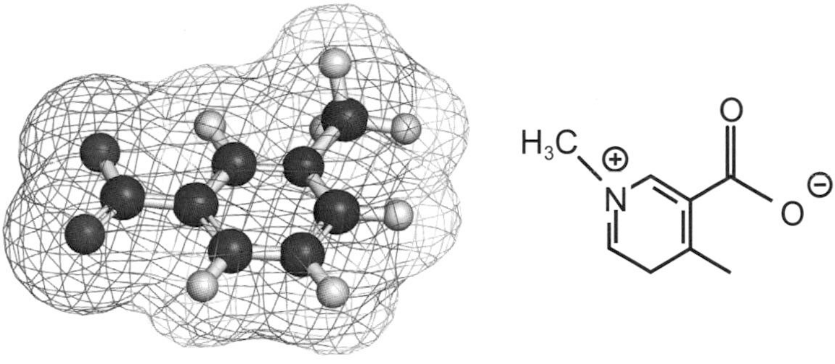

葫蘆巴鹼分子，烘焙後的代謝物為菸鹼酸（維生素 B3）

風味影響不大。在烘焙過程中葫蘆巴鹼快速分解，產生非揮發性的菸鹼酸及其他二十九種揮發性物質，這些揮發性物質中有部分形成咖啡的香氣。

有研究發現葫蘆巴鹼有避免細菌附著在牙齒上的作用。雖然可以保護牙齒免於細菌侵蝕，但不必因此就大量飲用咖啡，以免造成色素沈著影響美觀，最重要的護齒動作還是潔牙。

●菸鹼酸 nicotinic acid

菸鹼酸是人體必需的十三種維生素之一，維生素B群的一種，屬於水溶性維生素。它在人體內會轉化成菸鹼醯胺，能參與體內的脂質代謝，幫助減少體內囤積的脂肪。它同時也是一種降血脂藥，可

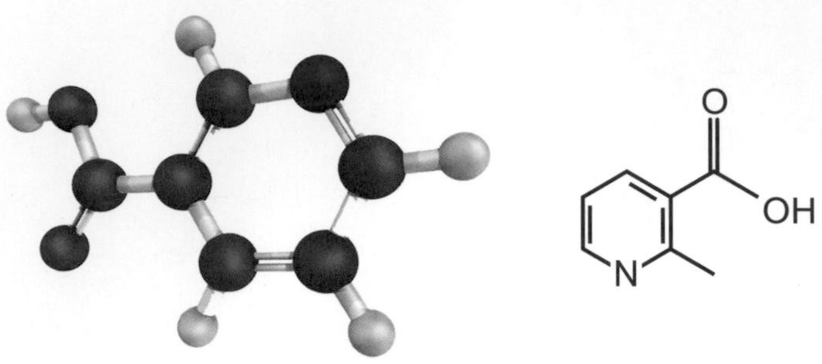

菸鹼酸

以降低總膽固醇、三酸甘油脂、低密度膽固醇、極低密度膽固醇，並提高高密度膽固醇。不過它的副作用也不少，像是肝功能異常、噁心、腹瀉、增加胰島素抗阻性、誘發痛風等等，因而並不普遍使用。

三、烘焙

咖啡生豆經過加熱烘焙，內部某些成份會產生變化，例如綠原酸隨著烘焙度加深，含量也會逐漸減少；葫蘆巴鹼會分解、揮發成菸鹼酸及其他物質。

四、保存與運輸

在咖啡保存與運輸的過程中，特別要注意的是赭麴毒素污染問題。赭麴毒素是某些真菌的代謝產物，其中又以赭麴毒素A毒性最高。穀物在保存不

咖啡豆烘焙前後成份變化（%）

化學成份	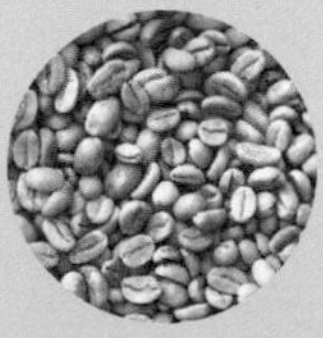 烘焙前（生豆）	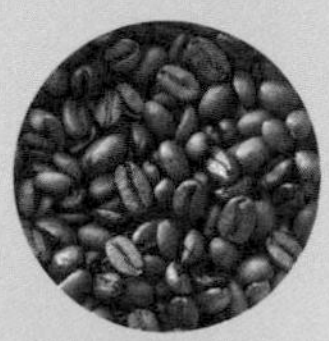 烘焙後
水份	11.5	4.8
纖維素	23.1	30.8
木質素	6.7	7.2
蔗糖	7.7	0.8
還原糖	1.0	1.0
蛋白質	14.4	3.0
脂肪	11.5	11.5
咖啡因	1.4	1.4
葫蘆巴鹼	1.1	0.7
綠原酸	9.6	4.8
礦物質	3.8	3.8
其他成份	8.1	30.2

＊註：依咖啡品種、地區、研究單位不同，分析結果可能稍有差異。

當的狀況下，尤其台灣氣候高溫潮濕，容易滋生真菌，就可能產生赭麴毒素污染。如果不慎攝取過多含有赭麴毒素A的咖啡，可能會引發腎、肝等病變。

咖啡在生豆加工處理過程中，有濕漉的果肉、種皮等等，是容易發霉的階段，因此咖啡生豆必須乾燥處理至含水量百分之十二以下，才能避免黴菌孳生。

烘焙咖啡生豆的溫度在攝氏二百一十至二百六十度，在這種高溫下可以破壞絕大部分的赭麴毒素。但是如果烘焙的場地旁就放著裝生豆的麻布袋，或是烘焙時的環境是朝著開放的熙來攘往的街道，那麼烘好的熟豆還是有可能受到真菌孢子污染。

二０一四年行政院消保處抽查市售咖啡，其中有將近一成被驗出感染赭麴毒素；而二０一七年抽驗市售食品檢測真菌毒素時，其中咖啡製品件數檢驗全部合格。

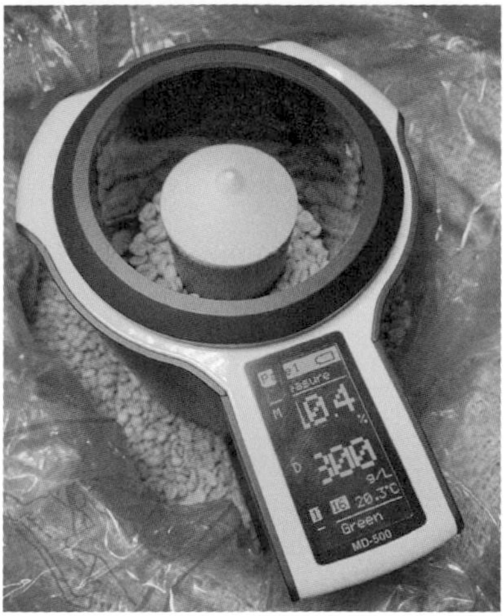

咖啡豆在生產、運輸、儲藏等過程中都要小心避免真菌污染（圖為咖啡豆濕度計）。

五、萃取

萃取方式會影響咖啡因含量高低，包括研磨顆粒大小、浸泡時間、溫度高低等因素。通常研磨顆粒愈小、浸泡時間愈長、沖煮溫度愈高，萃取出的咖啡因愈多，反之愈少。以下沖泡方式萃取出的咖啡因由高至低為：

1.美式咖啡壺

濾泡時間長達五至八分鐘，一杯二百三十毫升的美式濾泡咖啡因就高達一百一十五至二百毫克，含量最高。

2.法式濾壓壺

將咖啡粉浸泡在攝氏八十五至九十二度的

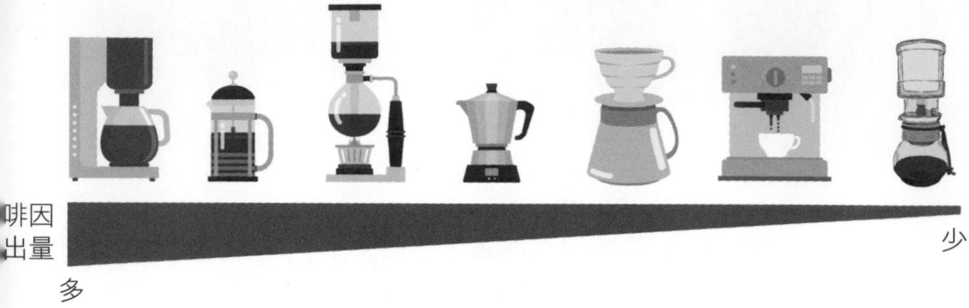

不同萃取方式咖啡因溶出量比較

熱水裡約二至四分鐘，並加以攪拌，因此咖啡因溶出量也偏高。

3. 虹吸壺

萃取時間只有五十至六十秒，咖啡因略少於法式濾壓壺。

4. 摩卡壺

利用蒸氣高壓原理萃取，熱水通過咖啡粉接觸的時間較短，因此口味雖重但咖啡因含量並不會過高。

5. 手沖滴濾式

沖泡時將熱水緩緩注入咖啡粉，過

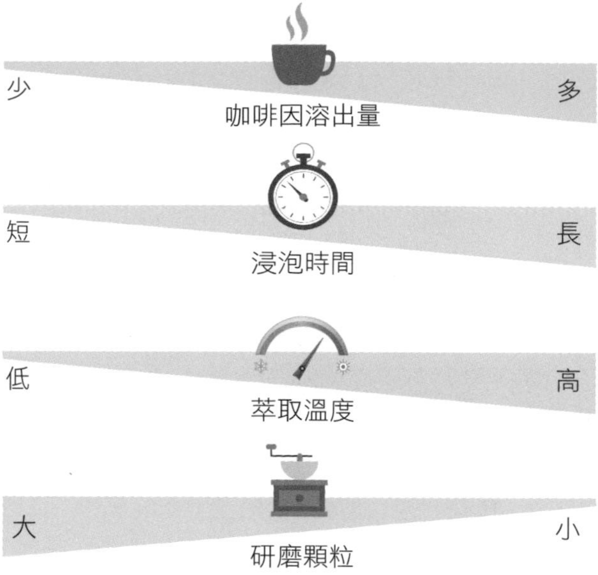

咖啡萃取與咖啡因溶出量

程中溫度不斷散逸，因此咖啡因溶出量相對較少。

6. 義大利濃縮咖啡

萃取時間僅短短二十至三十秒，濃縮在三十至六十毫升中的咖啡液，喝起來口味濃厚，但咖啡因反而較少。

7. 冰滴咖啡

根據南台科技大學餐旅管理系副教授葉佳聖的研究，冰滴咖啡的咖啡粉雖然浸泡在水裡長達數小時不等，但因萃取溫度低，咖啡因溶出量最少。

六、攝取量

建議成人每天攝取的咖啡因以不超過三百毫克為準，大約是三杯的咖啡量。

七、調味

從醫學或養生觀點來看，盡量喝黑咖啡，單純當然是最好，而且黑咖啡最能喝出咖啡的風味。但咖啡除了喝以外，還要品，就牽涉到情境、環境、對象、心情。每個人飲用習慣不同，有些人非得加奶精、加糖才覺得好喝、順口。而且不同的文化背景或生活習慣，咖啡飲用文化也各異，很難說絕對好壞。有統計資料顯示，最受台灣人喜愛的咖啡就是加了牛奶的拿鐵。不過為了健康著想，如果一定要添加奶類的話，建議以鮮奶取代傳統的奶精或奶球，因為市售奶精大多含有反式脂肪，對身體其實是有害的，而三合一咖啡中的牛奶風味來源也是奶精。至於糖則會增加熱量，擔心體重過重或不適合攝取糖分的人最好避免。

●牛奶

過去長時間流傳著喝咖啡會加速人體內的鈣質流失，因此在咖啡中加牛奶可以抵銷咖啡帶來的骨質疏鬆風險！後來證實咖啡並非導致骨質疏鬆的原因，而咖啡加牛奶，牛奶中的鈣質會與咖啡中的草酸結合，一起排出體外，雖然補不到鈣，但不至讓血液中的鈣流失，幫助減少骨骼中的鈣質釋出，避免骨質疏鬆的風險。

不習慣咖啡的酸味或苦味的人，加入牛奶可以讓口感變得溫順，尤其牛奶加熱或打成綿密的奶泡之後，風味更香醇。

●鮮奶油

動物性鮮奶油是從牛奶中提煉，乳脂肪含量比牛奶高出許多，有的鮮奶油會添加糖或香草精來增添風味，使用的時候應注意內容物成份。

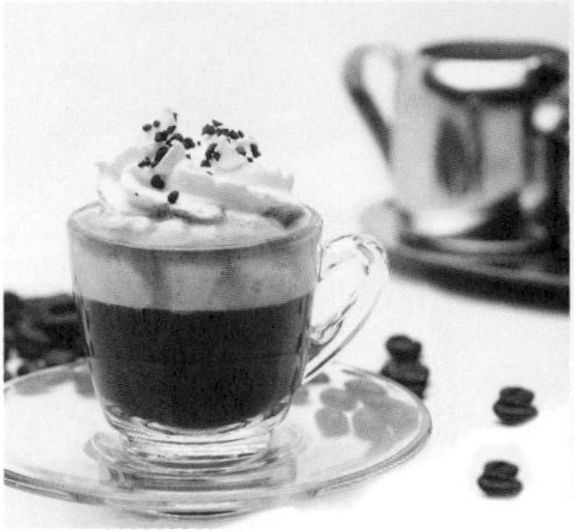

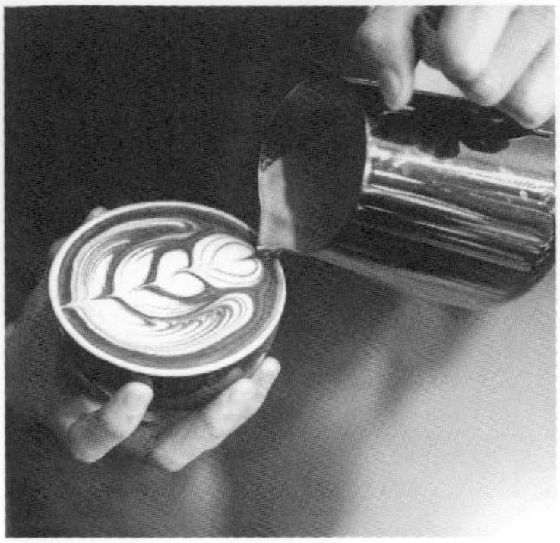

● 糖

從甜菜或甘蔗精製而成，白糖、黃砂糖、黑糖與咖啡糖，風味各有不同。白糖提供純粹的甜味；黃砂糖及黑糖因為含有比較多礦物質，除了平衡酸味也能增添不同風味；而咖啡糖則是冰糖加焦糖調色製成的，因此也會有焦糖風味。有不少研究報告指出糖會誘發體內的發炎因子，為了健康還是少用的好。

● 肉桂

卡布奇諾咖啡奶泡上常灑的肉桂粉是一種很常見的香料，除了香氣獨特，可以增添咖啡風味之外，還具有加速代謝、幫助消化和調節血糖的功能，有

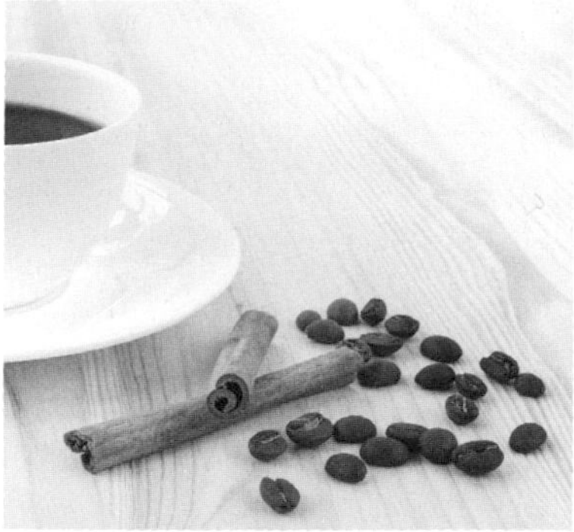

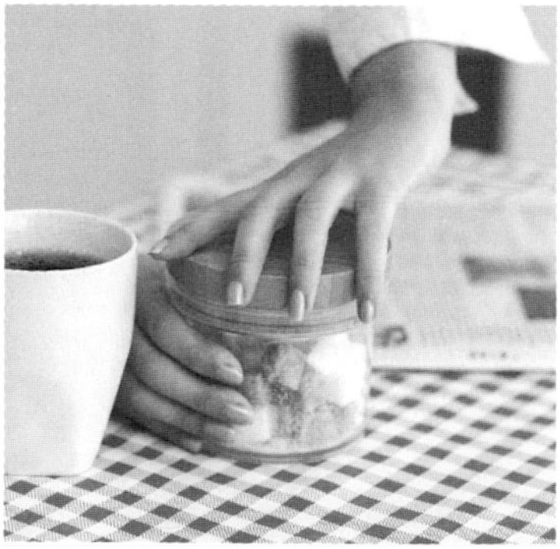

助於糖尿病與減重。但肉桂具有肝腎毒性，孕婦、哺乳中的婦女以及肝腎功能不好的人應避免長期大量食用。

●可可粉及巧克力醬

將可可樹的種子（可可豆）做發酵、去皮等處理後，磨成粉狀就是可可粉。純可可粉含有多種微量元素，有助於改善循環，但市售的可可粉大多有加糖，使用時須留意。巧克力醬則是以可可、奶油、砂糖和乳製品等為原料調製而成的食品。

●酒類

某些具有地方或文化特色的花式咖啡中會加入

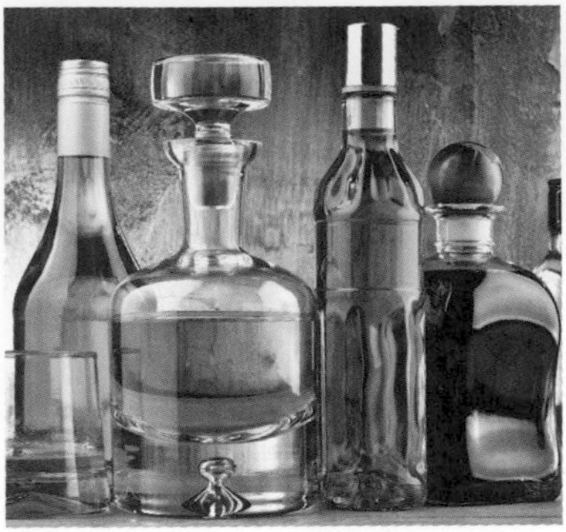

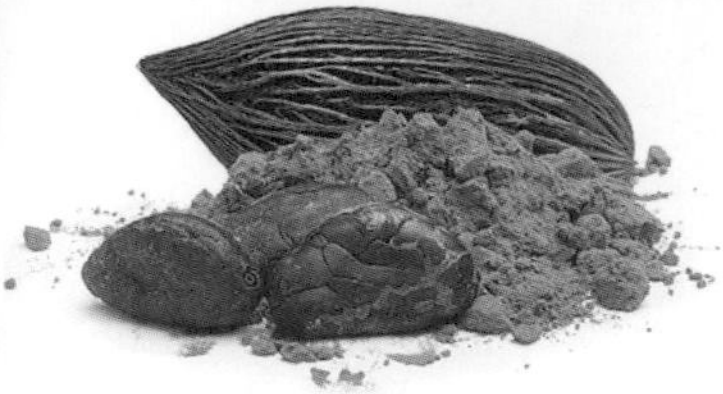

酒，諸如白蘭地、威士忌、甜酒、蘭姆酒等，將咖啡的風味又帶入另一個領域。但咖啡和酒在藥理學上分屬兩種不同性質的物質，咖啡是中樞神經興奮劑，而酒精則是中樞神經抑制劑。也就是說，當人喝了酒之後，本來應該會有醉酒、想睡的感覺而停止飲酒，但咖啡卻降低了人體「感覺」自己酒醉的機能，讓人不知不覺喝進過多酒精。國外即有咖啡因和酒精混用後導致危險或肇事的研究報告，因此咖啡加美酒務必淺嚐即止。

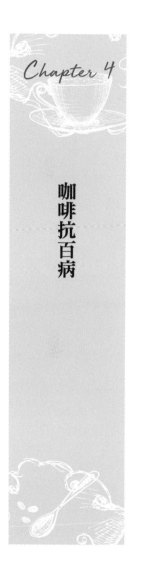

Chapter 4

咖啡抗百病

咖啡中含有抗氧化活性化合物，可以保護細胞組織免於自由基攻擊，對於身體保健、預防及改善疾病可能有正面幫助。有研究發現，咖啡可以經由減少發炎、影響肺功能、胰島素敏感等有利的作用，來降低死亡風險。

但是一樣東西不可能完美，有好處也有壞處，咖啡也是如此。再者一個人的健康是多面且複雜的，可能與遺傳、後天環境、飲食及生活習慣都有關，所以我們應該做的是，如何針對個人狀況，來利用咖啡的好處、避

長期飲用咖啡對健康的影響

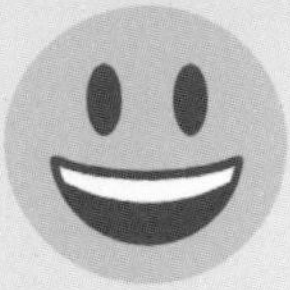

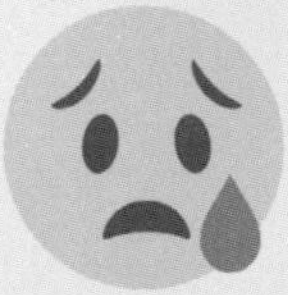

降低風險

第二型糖尿病
肝膽疾病
癌症
（子宮內膜癌
神經膠質瘤
頭頸部癌症
肝癌
攝護腺癌
大腸癌
乳癌
白血病）
帕金森氏症
阿茲海默症
腦中風
心血管疾病
整體死亡率
憂鬱症

預防或改善

痛風
便秘
氣喘
肥胖
掉髮
乾眼症
牙周病
耳鳴
肌膚問題

可能提高風險＊

膀胱癌
類風濕性關節炎
肺癌
青光眼
流產
胃食道逆流
骨質疏鬆

＊某些報告提及，但未完全證實

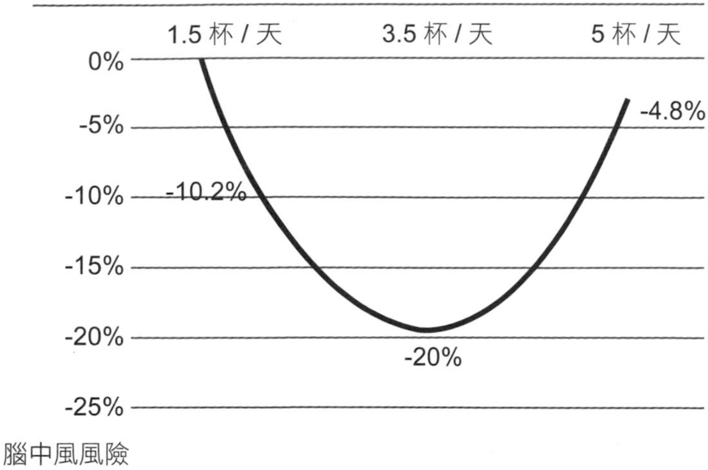

咖啡飲用量與腦中風風險劑量關係

開壞處，才是咖啡的養生之道。

腦中風

腦中風是指腦部突發性的出血或栓塞，使得血管阻塞或局部受到壓迫，腦部因缺氧而造成身體暫時性或永久性的損傷，像是肢體麻痺癱瘓、語言障礙、意識昏迷等等，在台灣則是一直以來都在國人十大死因榜上。

美國加州大學 David Liebeskind 教授研究發現，每天喝咖啡三杯或三杯以上，可以降低中風發病率達百分之五十六。最近在以大鼠所做的動物研究也發現，綠原酸可以保護大腦動脈，並進一步研究對於局部性缺血引發的神經元損傷以及腦水腫的保護作用。

但對預防或改善腦中風來說，咖啡並不是喝愈多愈好，根據一項超過百萬人參與的統合研究分析發現，咖啡與降低腦中風風險是呈現U型的劑量關係，每天喝三點五杯效果最好。也有研究指出，蜘蛛膜下腔出血（SAH）與重度飲用咖啡有關。

★張醫師小叮嚀

不常喝咖啡的人，一下子就喝過量咖啡可能會短暫性地提高中風風險，所以最好循序漸進，慢慢增加飲用量，使身體習慣。

心血管疾病

心血管疾病是指心臟或血管的疾病，常見的心血管疾病，除了剛提到的腦中風之外，常見的還包括冠狀動脈心臟病、高血壓性心臟病、動脈瘤、心肌病變等等，對一般人而言，比較熟悉的是高血壓、冠心病、心肌梗塞、心律不整這幾個疾病名稱。

然而哈佛大學公共衛生學院的首席科學家丁明（Ming Ding，音譯）所做的關於咖啡與健康的醫學研究中，針對二十萬名男女參與者、費時三十年的研究結果卻顯示，咖啡和心血管疾病成因並不存在正相關，且適度攝取咖啡的人反而在各種疾病上的死亡率明顯偏低。

●喝咖啡與高血壓成因並無關係

由於咖啡因的急性作用會使血壓上升，對於沒有喝咖啡習慣的人或者高血壓患者，有短暫血壓升高的情形，因此以往普遍認為咖啡對心血管有害無益。

但後來陸續有研究發現，咖啡因對血壓、心率、兒茶酚胺、腎素等都有耐受性*，也就是說身體習慣了咖啡因之後，對血壓、心率的反應就不會那麼大，因此長期飲用咖啡並不會使血壓升高。另一方面，咖啡中的抗氧化成份——綠原酸反而可以幫助改善血管內皮功能、減少血壓升高，收縮壓和舒張壓都有顯著降低。

一項研究針對二千七百多位原先沒有高血壓、無抽菸習慣的男女性，經過五年的追蹤後發現，每天喝三至四杯咖啡，與每天喝少於一杯的人相比，控制血壓上升的效果更好。此外，多項關於咖啡與血壓變化的臨床研究統合分析也發現，適度飲用咖啡能降低罹患心血管疾病的風險。

*耐受性是指人在使用某種藥物一段時間之後，該藥物對此人在生理或心理上的影響逐漸減弱，發揮作用的時間也縮短。有研究發現，人在服用咖啡因四天至五天後即會產生耐受性。

●對冠狀動脈心臟病也有幫助

冠狀動脈心臟病簡稱冠心病。冠狀動脈是負責輸送氧氣及養分供給心臟所需的重要血管。雖然心臟的功能就是負責把含氧的血液輸送到全身，但心臟本身也是器官，也需要氧氣及養分，萬一冠狀動脈狹窄及阻塞，心臟得不到足夠的氧氣及養分，心臟就會失去功能，後果不堪設想。

研究發現，適量飲用咖啡的人在臨床冠狀動脈粥樣硬化的發病率較低，之後也沒有明顯的臨床心血管疾病，這可能跟喝咖啡可以減少鈣質在血管壁堆積有關。也有研究指出咖啡對女性有保護心臟的效果，冠心病的相對風險值小於一．0，屬低風險。

●適量喝咖啡可降低心臟衰竭風險

冠心病嚴重時會併發心臟衰竭，一般是指心臟無法有效地把足量的血液推送出去，到全身各部位去維持身體的新陳代謝，是十分嚴重的症狀，

你看，塞住了！——動脈粥樣硬化的形成

冠狀動脈為什麼會狹窄及阻塞呢？一方面是因為老化現象，另一方面是高血脂、或抽菸等因素讓血液變得混濁黏稠，內皮細胞開始出現功能障礙，無法維持血管的正常收縮和舒張功能，這是冠狀動脈硬化的早期徵兆。

接著類似脂肪的沈積物開始在血管壁堆積，使血管壁纖維化，逐漸變厚變硬，稱作動脈粥樣硬化。形成的斑塊被撕裂或破裂後，微量出血凝結成血塊在血管中流動，流到冠狀動脈狹窄處塞住造成心臟缺氧。冠狀動脈受阻的情況如果沒有超過百分之八十，那麼心肌供血量還不會受影響，在靜止狀態下，患者並不會有特別不舒服的感覺。但是如果是在運動的狀態，就很可能因為心肌缺氧而發生心絞痛。心絞痛不一定會感覺疼痛，大部分時候只會覺得胸部有壓迫感、悶悶的、呼吸不順。一旦完全阻塞就會引發急性心肌梗塞，必須馬上送醫。

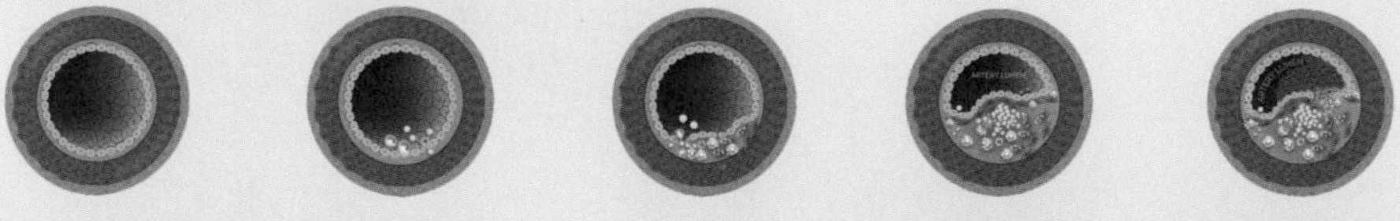

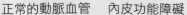

正常的動脈血管　內皮功能障礙　形成脂紋　斑塊堆積，血管纖維化　血管變窄，斑塊阻塞

通常包含呼吸困難、過度疲憊、咳嗽、腦部缺氧、下肢水腫以及呼吸急促，特別在運動、平躺與夜間睡眠時症狀會加劇，需要把枕頭墊高或坐起來呼吸來緩解。

《PLOS Biology》期刊發表的一篇新的研究報告指出，咖啡因會促使一種叫 p27 蛋白質的細胞周期抑制因子進入粒腺體，以保護心肌細胞免於死亡，甚至可以使心肌梗塞後的細胞修復。

哈佛大學公共衛生學院的 Elizabeth Mostofsky 曾做過相關研究，綜合分析超過十四萬的咖啡愛好者，其中有心臟衰竭的只有六千五百多人，罹患率不到百分之五。這項研究也發現，咖啡飲用量對心臟衰竭的影響呈現J型的劑量效應。每天喝一至二杯咖啡者可降低百分之四的風險，喝二至三杯者可降低百分之七，四至五杯者則可降低百分之十一的風險，但超過五杯反而可能會提高風險。但總的來說，與不喝咖啡的人相較起來，喝咖啡的人在心臟衰竭方面的相對危險率是較低的。Mostofsky 也指出，造成心臟衰竭的因素有很多，適量喝咖啡不會是導致的原因。

●正確喝咖啡不會引起心律不整

冠心病另一個併發症是心律不整。一般成年人在休息狀態時正常的心跳範圍介於每分鐘六十至一百下之間，但當心臟神經傳導系統出現問題時，會使得心跳每分鐘小於六十下或大於一百下，或呈現不規律現象，都通稱為心律不整。

有人喝了咖啡之後感覺心跳加速、心臟跳動得很用力，擔心喝咖啡會不會引起心律不整。根據研究指出，一天喝超過八杯咖啡會提高心律不整的機率，尤其原本就患有心臟疾病的人更容易引起心律不整，這可能跟咖啡因會使血中的兒茶酚胺分泌增加，使得心肌收縮力加強而導致心跳加快。但其實一般人一天很少會喝到八杯，再者咖啡中還有其他對身體有益的活性成份，可以提供足夠的抗氧化劑、綠原酸和礦物質，能抑制引起血管阻塞的內生酶。所以咖啡不僅與心律不整不相干，每天喝二至四杯還能預防心臟病。

★張醫師小叮嚀

在心血管疾病方面，飲用咖啡的「量」很重要，不過量，不蓄意酗咖啡才是重點。

第二型糖尿病

醫學界很早就發現喝咖啡可以降低罹患第二型糖尿病的風險。

第二型糖尿病是一種代謝性疾病，是因為胰島素不足或抗阻，而使得患者的血糖長期高於標準值。身體雖然仍然能分泌胰島素，但量不足，或者身體對胰島素反應不佳，無法發揮控制血糖的作用，若不治療會引發許多併發症，是令人相當頭痛的慢性疾病。

糖尿病診斷標準

糖尿病的診斷標準包括以下四項，在非懷孕狀況下只要符合其中一項即可診斷為糖尿病（其中前三項需要重複驗證二次以上）。

1. 糖化血色素（HbA1c）≧ 6.5%
2. 空腹血漿血糖≧ 126 mg/dL
3. 口服葡萄糖耐受試驗第 2 小時血漿血糖≧ 200 mg/dL
4. 具有典型的高血糖症狀（多吃、多喝、多尿與體重減輕）且隨機血漿血糖≧ 200 mg/dL

經診斷為前期糖尿病（為糖尿病的高危險群）的人，若不即早注意改善飲食、運動和控制體重，並定期檢測血糖，一年後七人中約有一人會演變為糖尿病。

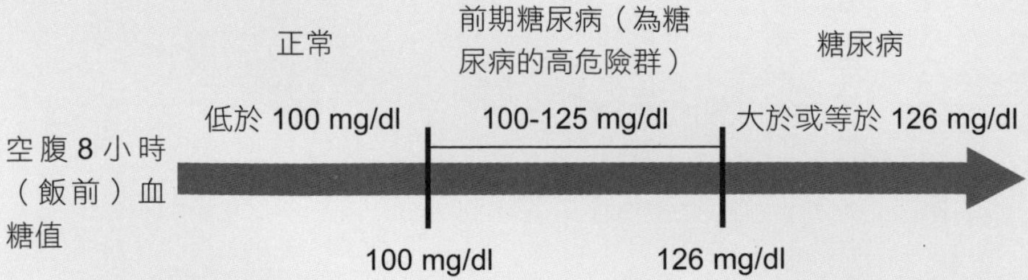

＊資料來源：衛生福利部國民健康署

二〇一三年一項關於咖啡與糖尿病劑量關係的研究（超過百萬名參與者，其中五萬多位為糖尿病患者），統合分析的結果發現，日飲二杯咖啡可降低百分之十二罹患糖尿病的風險；每天喝二杯無咖啡因咖啡則降低百分之十一；而每天攝取二百毫升以上的咖啡因，風險可以降低百分之十四。在國內，也有林氏等人曾針對二千三百多位參與者進行類似的研究，結果同樣得出咖啡可降低糖尿病風險的結論。

●咖啡成份對糖尿病的作用

咖啡為何能夠降低糖尿病風險？目前仍無法確定，根據實驗得出的結果推斷有幾個可能：

1. 咖啡中的抗氧化物，如綠原酸、咖啡酸等發揮抗氧化作用，消除自由基，恢復胰島素的正常活性；

2. 綠原酸可能會抑制體內肝糖轉化為葡萄糖的過程，延遲血糖吸收，使血糖值不會在飯後突然飆升；

3. 綠原酸與葫蘆巴鹼可在短時間內改善葡萄糖代謝與胰島素作用；

4. 咖啡多酚可增加腸泌素類似物的分泌，並降低氧化壓力，所以能使血糖降低；

5. 咖啡中的礦物質鎂離子有可能增加胰島素，並提高細胞對葡萄糖的敏感度。

★張醫師小叮嚀

雖然有研究指出大量飲用咖啡（日飲十二杯）可以大幅減少罹患糖尿病風險（百分之六十七）或改善血糖，但過度飲用並非養生原則，不妨將咖啡作為控糖的輔助方式。經確診罹患第二型糖尿病的人，最好只喝不加糖的黑咖啡，在兩餐之間飲用，以每天三杯為宜，注意血糖監測，並根據醫生建議調整咖啡飲用量。

肝膽疾病

咖啡的抗氧化作用可以保護肝細胞或幫助修復肝臟受損細胞組織，因而它對於肝臟的各種疾病，包括肝癌、肝硬化、肝炎、肝功能異常……等，都有科學研究證實喝咖啡可降低罹患率。

●降低肝硬化和肝炎風險，一杯最有效

日本曾針對九萬名東京都會人口進行研究，在B肝、C肝患者當中，發現喝咖啡和降低肝硬化和肝炎風險有劑量關係。日飲一杯可降低百分之七十八罹患肝硬化、肝炎的機率；喝二杯降低百分之五十；四杯反而只降低百分之二十五。

美國《消化系統藥理治療學》期刊上的研究報告則顯示，多攝取咖啡有助於降低酒精性肝硬化的風險，而每天只要多喝兩杯咖啡就可能降低百分之四十四肝病變的機率。另外也有研究發現咖啡酸能抑制C型肝炎病毒

增生。

據研究，咖啡的護肝功能可能來自幾個方面：咖啡含有豐富的綠原酸，可以增加脂肪酸氧化酵素的活性，調節脂肪代謝，同時減少醣類的消化吸收，具有降血糖的作用，使人較不易罹患糖尿病，而糖尿病又與脂肪肝息息相關，因此有研究推論咖啡具有保護肝臟的功能。

同時咖啡含有抗氧化、抗發炎的物質，可以減少肝細胞的損害，肝硬化患者可以延緩病情，並減少併發症。還有研究發現咖啡內含的化合物可以降低肝硬化與肝癌的發生率。

● 咖啡能降低膽結石成形機會

膽囊是附屬在肝外膽管的囊狀物，儲存肝臟分泌的膽汁。當含油脂的食物進入消化道時，膽囊會將膽汁排出至十二指腸內來幫助消化。

常吃高油脂、高熱量的食物，使得膽固醇在膽汁中的濃度增加，膽固醇代謝失去平衡，或者膽汁滯留膽囊過久、先天肝內膽管構造有異、肥胖、飲食、個人的新陳代謝率、細菌感染、寄生蟲感染、種族……等因素，使膽汁中的膽固醇、鈣質和膽汁積成硬塊，結成顆粒狀結晶，並沉澱在膽囊及膽管中，形成結石。

有證據顯示，咖啡或咖啡因能增加膽囊收縮，促使膽汁排出而降低結石成形的機會，此外，咖啡也可能防止結晶體在膽囊內生成。美國哈佛大學公共衛生學院曾有研究指出，與從不喝咖啡的人相比，每天喝二至三杯咖啡的人，平均形成膽結石的機會減少百分之四十，而每天喝四杯以上則減少百分之四十五的機會，但是低因咖啡、茶葉和添加咖啡因的蘇打水都沒有這樣的療效。而約翰霍普金斯大學對動物的實驗結果，也與哈佛大學的研究不謀而合。

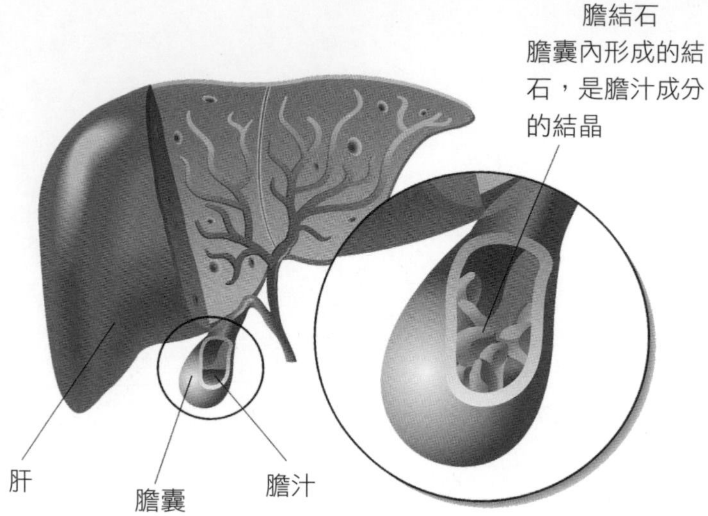
膽結石
膽囊內形成的結石，是膽汁成分的結晶
肝
膽囊
膽汁

★張醫師小叮嚀

由於相關研究推測咖啡的護肝作用來自綠原酸，而綠原酸會隨烘焙度增加而減少，因此想保肝的人盡量喝淺烘焙的咖啡。

此外，雖然目前沒有研究文獻指出，已經患有膽結石的人，會不會因為喝咖啡促使膽囊收縮而增加疼痛的時間或次數，因此我們持保留態度。擔心有此副作用的人可以減量飲用或不要喝太濃、咖啡因含量太高的咖啡。

痛風

痛風是一種對「嘌呤」（Purine，細胞核酸重要的組成成份，又譯作「普林」）代謝異常產生的疾病。嘌呤經肝臟代謝後形成尿酸，最後再由腎臟代謝後，三分之二隨尿液排出，另三分之一隨糞便排出體外。當人吃進太多含普林的食物，或因為某些疾病，而使體內的尿酸過多，腎臟無法完全代謝，那麼未能排出體外的尿酸會隨血液流入軟組織（如肌腱、韌帶、筋膜等），尿酸結晶體沈積在關節處，引發痛風性關節炎。痛風發作時極度疼痛，且會造成關節腫脹變形。

一般痛風的治療主要是用藥物來幫助尿酸排出，降低血液中尿酸的含量。在飲食上，除了減少攝取高普林的食物外，每日應喝水二千毫升以上，以利排泄尿酸。

咖啡因雖然是類似嘌呤類的生物鹼，但它代謝的產物並不是尿酸，因

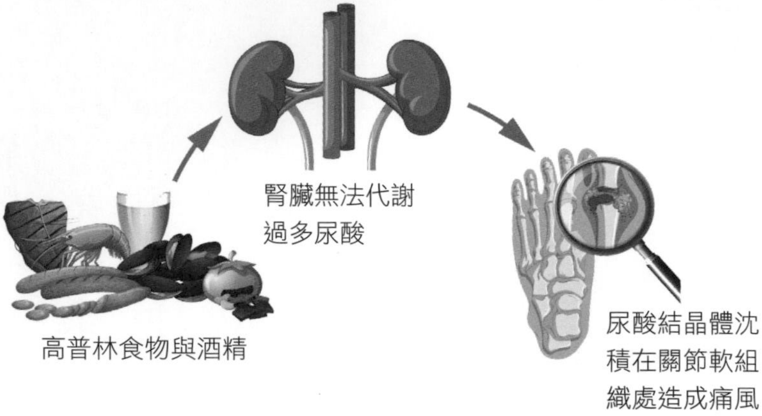
腎臟無法代謝
過多尿酸
高普林食物與酒精
尿酸結晶體沈
積在關節軟組
織處造成痛風

此痛風患者也能適量喝咖啡，還可提高攝水量。而且有研究發現，喝咖啡能降低罹患痛風的風險。過去美、加的研究顯示，男性喝咖啡愈多，罹患痛風的風險愈低。一項針對將近九萬名女性、長達二十六年的研究分析發現，女性一天喝一至三杯咖啡，痛風的風險降低了百分之三；喝四至五杯降低百分之二十二；喝六杯以上可降低近百分之六十。

★張醫師小叮嚀

研究顯示，必須飲用不加任何糖與奶精的黑咖啡，才有降低痛風風險的功效。

癌症

一九九一年，咖啡被世界衛生組織所屬的國際癌症研究機構（International Agency for Research on Cancer; IARC）列為2B級致癌物，意指對人體致癌的可能性較低的物質或混合物。當時引用的是膀胱癌病例對照研究，以及證據較薄弱的動物致癌性研究結果。到了二〇一六年，國際癌症研究機構重新檢視評估了歐、美及日本十個世代研究和幾個人群病例對照研究後，已經刪除了咖啡會導致膀胱癌的結論，改將咖啡定位在第三類，也就是「對人體致癌性證據不充份、尚未歸類的物質或混合物」。

近年來許多研究的結果，對於健康的人與罹患癌症的人是否能飲用咖啡抱持正面態度。整體來說，一般正常健康的人喝咖啡有助於預防癌症，而已經罹癌的人，則可以改善某些癌症的狀況。美國癌症研究院（AICR）與世界癌症研究基金會（WCRF）就曾經聯合發表過聲明，認為喝咖啡極

咖啡與癌症的關係

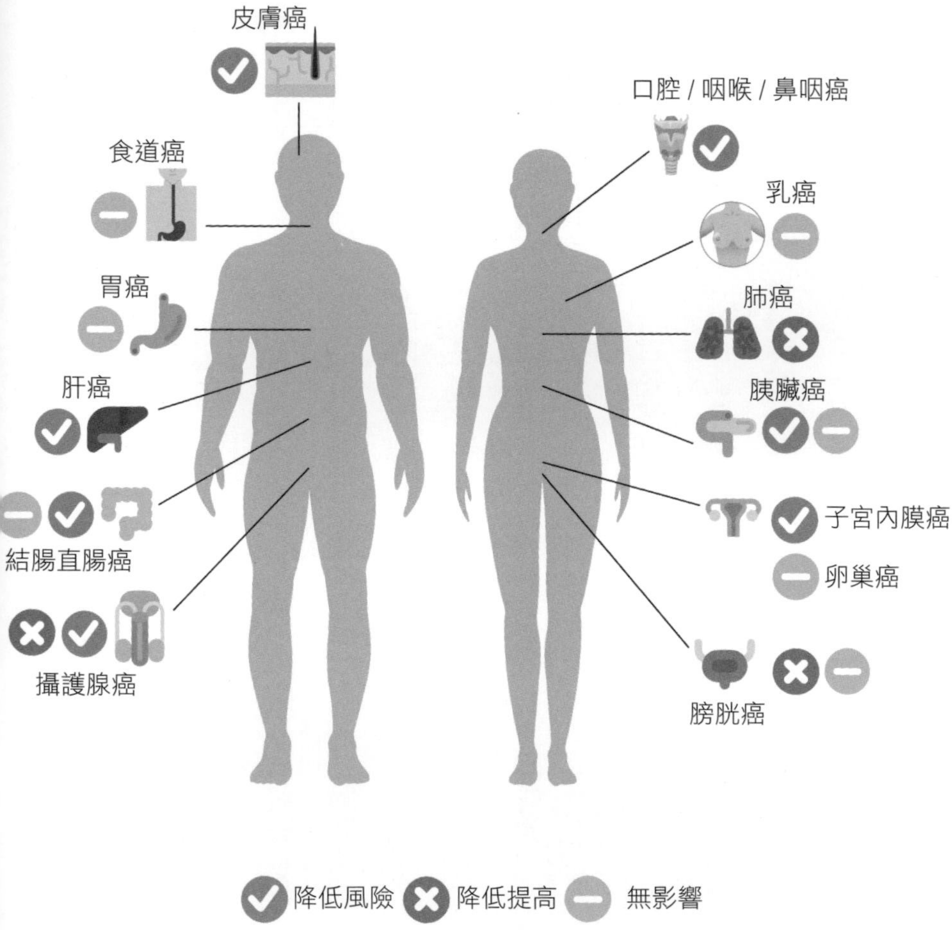
皮膚癌
食道癌
胃癌
肝癌
結腸直腸癌
攝護腺癌
口腔 / 咽喉 / 鼻咽癌
乳癌
肺癌
胰臟癌
子宮內膜癌
卵巢癌
膀胱癌
降低風險
降低提高
無影響

可能降低某些癌症風險。可能是因為咖啡含有綠原酸、咖啡因、咖啡醇、咖啡豆醇，以及葫蘆巴鹼等多種抗氧化成分與植化素，尤其是綠原酸與咖啡因，本身就是很強的抗氧化劑，可減少致癌的機率。

●子宮內膜癌

近年來，可能因為台灣飲食習慣西化，子宮內膜癌發生率也在增加當中。美國哈佛大學Giovanucci教授自一九八0年起，追蹤六萬七千名三十至五十九歲的女性長達二十六年，研究發現，每天喝四杯咖啡的婦女比沒有喝者，罹患子宮內膜癌的風險減少了百分之二十五。此外，BraviBravi綜合分析了兩個世代（二百0一位個案）及七個研究（二千四百0九位個案）顯示，只要有喝咖啡，罹患子宮內膜癌風險就能降低百分之二十，而且平均每多喝一杯可再降低百分之七。

●神經膠質瘤

神經膠質瘤是一種中樞神經系統的腫瘤，通常出現於腦部。一項由美國布朗大學學者主導的研究，蒐集來自九個國家、四十一萬受試者，持續追蹤八年半的歐洲前瞻性癌症營養縱向研究數據，分析結果發現，每天喝半杯茶或咖啡，罹患神經膠質瘤的風險就能降低百分之三十四。而英國的研究也發現，每天喝咖啡五杯以上，可以減少百分之四十的風險。

●頭頸部癌症

每天喝咖啡，對於預防頭頸部癌症有正面的效果。二〇一三年，美國癌症協會公布一項在一九八二年至二〇〇八年間，以大約九十七萬人為對象所進行的研究結果，發現咖啡喝得愈多，因口腔癌、咽喉癌死亡的比例愈低。一天喝四杯咖啡的人，比不喝咖啡者的死亡率低百分之四十二，同樣有抽菸、飲酒習慣的人，喝咖啡依然有降低死亡率的情形，而且不論飲用的咖啡是否含咖啡因，一天喝四杯以上者死亡率仍是最低，表示咖啡中的其他活性成份有助於降低罹患口腔癌、咽喉癌風險。

此外，二〇一二年台灣一項針對三百七十八名鼻咽癌個案進行為期四年的研究，發現每週平均喝咖啡〇・五次以上，就能降低鼻咽癌，且兩者存在著顯著的劑量效應。日本東北大學Naganuma醫師曾針對三萬八千位、四十至六十四歲健康民眾，長期追蹤十三・六年，發現日飲一杯咖啡即可減少罹患頭頸、口腔、咽喉、食道癌百分之五的風險。

●肝癌

咖啡對於肝癌的正面效益十分顯著。歐洲一項針對近四十九萬人進行的研究（其中二〇一位罹患肝癌），將日飲咖啡量最高與最低的二組相較，罹患肝癌的機率竟低了百分之七十二。義大利相關研究也證實，喝咖啡平均可降低百分之四十的肝癌風險，日飲三杯還可以降低百分之五十。

此外，美國國家營養調查曾對約二萬八千位、二十歲以上有喝咖啡習慣的人進行研究，發現每日攝取咖啡總量超過三杯時，肝臟的四種酵素量*（ALT、AST、ALP及GGT）呈下降趨勢，也就是肝功能指數會降得愈多，肝臟愈健康。在亞洲也有類似的研究結果，日本研究發現，每天喝一至四杯咖啡，罹患肝癌風險降低一半，喝五杯以上還能降低百分之七十六。可見咖啡對肝癌的影響是普遍性的。

咖啡的抗氧化、抗發炎和抗纖維化作用是它能護肝的主要原因，它還能減少脂肪、膠原蛋白囤積在肝臟，（膠原蛋白正是造成肝纖維化及肝硬化的元凶）；適量的咖啡因也對酒精引發的急、慢性肝炎具有抑止發炎的功效；菸鹼酸及維生素B3也含有不同於咖啡因的消炎作用。咖啡還可影響肝臟的解毒功能，因為咖啡所含的咖啡醇和咖啡豆醇，有助於活化肝臟的解毒酶，強化肝臟的解毒功能，降低罹患肝癌的風險。

---

*ALT、AST（又稱GPT、GOT）為肝發炎指數，是肝細胞壞死的指標；ALP及GGT則是膽道阻塞指標，用以判斷膽道阻塞是否造成肝臟損傷。

●攝護腺癌

二〇一四年，一項針對咖啡與攝護腺癌的統合分析研究指出，每天喝咖啡三杯以上可以減少局部攝護腺癌、高度攝護腺癌及致死性攝護腺癌的發生率，更顯示咖啡飲用量和致死性攝護腺癌的減低率存在劑量效應關係。二〇一五年，學者 Liu 等人在另一項統合分析也發現，咖啡消費量愈高，罹患攝護腺癌風險愈低。一天喝一至二杯咖啡可降低百分之四十風險；而喝三杯以上則可下降百分之五十八。

●大腸癌

台灣地區大腸癌的發生和死亡率，每年快速增加，發生率男女分別居所有癌症的第二及第三位，整體發生率則是第一位。大腸癌早期沒有特別的症狀，需要特別小心預防。

日本 Sugiyama 研究女性大腸癌死亡風險與咖啡消耗量，發現每天只喝一杯一百五十毫升的咖啡就可減少某種程度的死亡風險。Guercio 等則研究手術和化療後的第三期大腸癌患者，提出每日喝四杯咖啡（約四百六十毫克咖啡因）可減少百分之四十二復發率，死亡率可降低百分之三十四。不過這樣的咖啡因含量已超出一般人每日最高建議量（四百毫克），因此不建議非大腸癌患者飲用。

咖啡可有效改善大腸癌的機制，目前推測可能跟增加胰島素敏感性有關。第二型糖尿病與大腸癌有著肥胖、少動等共同的危險因素，因此胰島素敏感性增加以減少兩者的共同風險是可能存在的。

●乳癌

許多國外知名期刊如《乳癌期刊》、《美國國家癌症學會期刊》等曾公開研究成果指出，每天飲用五杯以上咖啡的女性，罹患乳癌的風險可降低約百分之二十。

瑞典斯德哥爾摩 Karolinska 研究中心李博士研究發現，更年期女性日飲五杯咖啡者與只喝一杯者相較，可以減少乳癌（尤其是三陰性乳癌）發生率；而日本 Ishitani 的報告則持相反意見，從他在十年間追蹤的三萬八千名四十五歲以上女性，探討分析的結果並未發現兩者的關聯性。

過去很多文獻提到乳腺纖維囊腫患者喝咖啡會增加疼痛、導致惡化、癌變，事實上並未證實有正向關係，對此我採取開放態度，但喝咖啡的時候應注意是否有增加疼痛的情形。

至於乳癌患者是否可以飲用咖啡？如果是荷爾蒙接受體陽性、且正在服用抗荷爾蒙藥物的患者，有統計顯示喝咖啡可以降低乳癌復發率。也有研究發現咖啡因和綠原酸能抑制細胞分裂、加速癌細胞死亡，這可能與女性停經前的荷爾蒙代謝有關。在泰莫西芬（tamoxifen）療法下配合使用咖啡，效果更為顯著，每天至少飲用二杯咖啡可以降低乳癌復風險。但二〇一四年 Lehrer 發表的研究卻是相反的結論，他追蹤九十六名乳癌患者結果發現，每天喝三杯以上咖啡，與每天喝一杯的人比較起來，死亡率反而提高。可見咖啡對乳癌的影響還存在著一些爭議，但最近沒有負面的報導。

●白血病

一項分析五十九個案例的研究指出，咖啡可降低百分之三十六罹患白血病的風險。但 Thomopoulos 以系統回顧及統合分析的結果，發現孕婦飲用咖啡與兒童急性淋巴細胞白血病、急性髓系白血病有關。亦即成人喝咖啡可以減少白血病的發生，而孕婦則會使小孩增加白血病風險。

★張醫師小叮嚀

相關的權威期刊裡有專文指出，喝咖啡的確對某些癌症，例如肝癌與直腸癌等，有改善與降低的功效。不過，有個例外就是，對於兒童的癌症如白血病等，咖啡就是個禁忌，兒童癌症患者不應飲用咖啡。但一般來說，十二歲以下正常健康的小孩，本來就不建議喝咖啡，更別說是罹患癌症的小朋友了。

帕金森氏症

帕金森氏症是一種神經退化性疾病，一般多在五十五至六十歲之間發病，屬於中年以後的危險疾病。早期最明顯的症狀有顫抖、肢體僵硬、運動功能減退和步態異常，也可能有認知和行為問題。目前病因仍然不明，已知與大腦底部基底核及黑質腦細胞退化，無法製造足夠的多巴胺有關。

帕金森氏症患者六至八成有便秘問題，且早在十至二十年前就已經出現病徵。也有研究證實，有便祕困擾的人得帕金森氏症的機率比一般人高出許多，便秘愈嚴重機率愈高。帕金森氏症患者的腸道菌相與健康人相當不同，發炎型腸道菌相會分泌傷害神經細胞的物質，數年後就會誘發帕金森氏症。而經由實驗也發現，咖啡可以使發炎型腸道菌相逐漸改變成抗炎型腸道菌相，因此有助於改善預防帕金森氏症。

咖啡可以藉由多重機轉來降低帕金森氏症的相對風險，例如咖啡豆醇可以保護神經元不受傷害。目前也有使用全基因組技術的研究，提出咖啡可能與谷氨酸受體基因 GRIN2A 有關，因此能降低罹患帕金森氏症的風險，但對於停經後正在接受荷爾蒙補充法的婦女則沒有保護作用。

芬蘭的研究發現，每天喝一至四杯咖啡，未來發生帕金森氏症的機會減少百分之四十七，日飲五杯則減少百分之六十。加拿大的研究則是讓帕金森氏症患者每天飲用二至四杯咖啡，六週後症狀即有進步，患者移動速度平均進步三分，僵直的程度也獲得改善，推測可能是因為咖啡因阻斷患者大腦所發出的異常訊號所致，此部分的結果還需更進一步的研究。

★張醫師小叮嚀

某些人喝咖啡會有難入睡或失眠的副作用，且咖啡利尿作用可能導致頻尿，影響夜間睡眠品質，想用咖啡來改善帕金森氏症的病友，應與醫生討論後再實施。

阿茲海默症

美國約翰霍普金斯大學曾召集沒有飲用咖啡習慣的年輕人進行實驗，分別給予二百毫克的咖啡因藥錠與安慰劑，實驗證明有服用咖啡因藥錠的受試者在圖像記憶的測驗結果上優於服用安慰劑的對照組，確知咖啡因至少能強化二十四小時內的記憶力。

那麼咖啡對於阿茲海默症患者的相關症狀有無助益呢？阿茲海默症又稱老年失智症，患者會出現難以記住最近發生的事情，以及行為或性格改

帕金森氏症與阿茲海默症

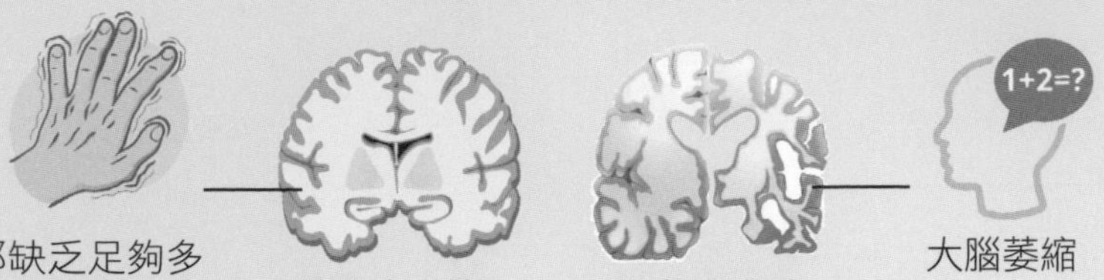

腦部缺乏足夠多巴胺，肢體動作協調障礙

帕金森氏症　　**阿茲海默症**

大腦萎縮
認知、記憶功能受損

早期症狀

帕金森氏症	阿茲海默症
行動遲緩	專注力變差
靜止性顫抖	計算力變差
姿勢動作僵硬	語言能力退化
步態不穩	記憶力退化
面具臉	空間感變差
便秘	社交關係出現問題

變等症狀，隨著疾病的發展，逐漸喪失身體機能，最終死亡。咖啡對阿茲海默症的影響，對目前流行病學研究不多且存在爭議，有學者傾向整體而言，咖啡對阿茲海默症具有保護作用。

美國南佛羅里達大學以「確認有阿茲海默症的老鼠」進行實驗研究，發現喝了加咖啡因飲用水的老鼠明顯改善失智症狀，且可以表現得與同齡但沒失智的老鼠一樣好，而沒喝咖啡因的老鼠則依然保持失智狀態，由此可推論咖啡對於阿茲海默症有幫助，甚至可能可以逆轉記憶的缺損。

有學者研究追蹤一群中年人二十一年後，受試者已進入老年，研究結果發現飲用咖啡的人，罹患阿茲海默症的風險降低，不過因為樣本人數太少而被質疑。另外一項研究認為無論是咖啡或咖啡因，與任何形式的認知惡化都沒有關係，不過研究者又推論，要預防阿茲海默症在中樞神經系統中的認知功能減退，可能與咖啡因、綠原酸或兩者的共同作用有關。

★張醫師小叮嚀

整體來說，每天喝三至五杯咖啡將有助於降低老年失智風險，建議讀者不妨從中年起就逐漸養成適量飲用咖啡的習慣。

憂鬱症

適量的咖啡可以改善憂鬱的情緒。美國曾經針對五萬多名女性進行長達十年的研究，發現每天喝二至三杯咖啡的人可以降低憂鬱症風險百分之十五；每天喝四杯咖啡更可以下降百分之二十。此外，經過比對實驗發現，去咖啡因的咖啡並無此功效，因此咖啡因很可能是關鍵。但另有研究發現，同樣含有咖啡因的茶和飲料並沒有降低憂鬱症風險的效果。

在韓國曾有一項對一萬多人進行的研究，發現咖啡可預防憂鬱症。另有實驗研究，常喝含糖飲料會增加老年憂鬱症風險，但飲用咖啡則反而可以降低風險。

另外有些學者研究證實，咖啡能夠降低自殺風險，就成年人來說，每天喝幾杯含咖啡因的咖啡者，某種程度上可以降低自殺的風險，並且男女都一樣有效。有些學者認為憂鬱症其中一個成因是血清素（serotonin）、多巴胺……等腦內物質降低，而咖啡因會刺激增加大腦神經傳遞物質血清素的分泌，進一步達到改善憂鬱心情的效果，這些研究可以提供我們這方面相關訊息，但確切的機轉，需要更多更深的研究。

★張醫師小叮嚀

芬蘭一項研究發現，一天喝高達八杯咖啡的人，反而會增加自殺機率，因此千萬不能為了減輕憂鬱而大幅增加咖啡飲用量與頻率，達到五杯以上即有負面風險，容易適得其反。還是按每日最佳的飲用數量為二到三杯為宜。

便秘

美國曾以超過六萬名三十六至六十一歲的女性為對象，進行大規模研究，結果顯示，比起完全不攝取咖啡因飲料的女性，一天喝一至五杯咖啡不容易產生便秘。另外日本也曾對十八至二十歲的女性做了類似調查，結果也顯示攝取咖啡較多者，便秘情形較少。同時研究了日本茶、中國茶與便祕之間的關係，意外發現茶類攝取較多者，反而比一般人更容易有便秘問題。這是因為咖啡具有刺激腸道與副交感神經的作用，可以促進腸胃的蠕動，而且除了咖啡因之外，咖啡內的其他成份也有助益。通常飲用咖啡數分鐘之後便會開始促進腸道蠕動，且維持三十分鐘以上。

★張醫師小叮嚀

在不加糖及奶精的前提下，飲用黑咖啡對於提升代謝、促便、改善便秘有顯著效果。

氣喘

大約在一九五0年，咖啡因被用來治療氣喘。氣喘易在傍晚時期發作，因此醫生會建議患者在下午三、四點間來一杯濃醇的黑咖啡，其中的咖啡因經肝臟吸收轉化後會形成茶鹼（theophylline），藉著它的支氣管擴張作用來改善呼吸道功能，而且作用時間可長達四小時。

另外，曾有醫學研究發現接受咖啡因療法的嬰兒可以降低支氣管肺發育不良的問題，由此可見咖啡因對於肺部與呼吸道有正面的影響。

★張醫師小叮嚀

如果遇上氣喘緊急發作的病患，當下沒有其他緊急處置方法，可以試著先給對方喝下兩杯濃縮咖啡之後再行送醫。

肥胖

咖啡中的綠原酸也能抑制葡萄糖的吸收。有許多動物試驗結果顯示，綠咖啡豆萃取物可以降低身體質量指數（BMI）或體重。實驗中發現若是攝取綠原酸含量高的咖啡，十二周之後體重平均可下降五．四公斤，反之喝綠原酸含量較少的受試者，則平均只降低一．七公斤。咖啡的綠原酸經過烘焙含量逐步減少，但不建議用喝咖啡來減重，只是適用於輔助而已。

此外，在一些研究結果中也發現，飲用咖啡者體內的脂聯素含量較高。脂聯素（Adiponectin）是由脂肪分泌的蛋白質激素，與維持體內葡萄糖及脂質的代謝平衡有關，可以降低血糖，減少發炎。它也跟體脂肪以及身體質量指數成負相關，也就是說，愈瘦的人，體內脂聯素含量較高。

咖啡中所含的菸鹼酸和其他有相同作用的活性成份，會和脂肪細胞上的菸鹼酸受體結合，命令它製造脂聯素，這就是為什麼喝咖啡可以增加體內的脂聯素，達到瘦身的目的。

★張醫師小叮嚀

雖然咖啡確實對減重有幫助，但利用咖啡來減重，使用量並不容易控制，且效用因人而異，最好從飲食的質量、運動的方式和頻率等著手，以咖啡為輔。

掉髮

雄性禿多半發生在男性身上，主因是男性賀爾蒙二氫睪固酮（DHT，俗稱睪固酮）會抑制毛囊生成毛髮的能力，使新生頭髮愈來愈細，進而阻斷生髮造成禿頭。目前大多是用塗抹、口服藥物，或注射類固醇的方式來治療。

有許多民眾認為喝咖啡會導致掉髮，但事實上德國研究證明，咖啡因能夠有效刺激毛囊生長，德國耶拿大學的費雪博士也曾發表研究表示，禿頭的人喝咖啡後或許有機會改善症狀，因為咖啡因不但會刺激毛囊生長，還能減緩毛囊中抑制毛髮生長的某種分泌物產生。

近年來有醫學研究發現，咖啡因可以抑制睪固酮對角質形成細胞（keratinocyte）增殖的負面影響，快速穿透毛囊，因此有德國業者將咖啡因配製成洗髮精、咖啡因乳液，希望藉由把咖啡因塗抹在頭皮上或是透過洗髮的方式刺激頭髮生長。

★張醫師小叮嚀

經過研究證實，若要對毛囊達到明顯功效，必須每天喝超過六十杯以上的咖啡才能見效，因此不建議透過只靠多喝咖啡來刺激生髮，應搭配其他治療雄性落髮療方。

乾眼症

乾眼症又叫作乾性角結膜炎，症狀包括眼睛過敏、發紅、眼屎增多或容易疲勞、視線模糊、畏光……等，可能因為眼睛無法分泌足夠的淚液或淚液蒸發太多所導致。如果持續發生且沒有治療的話，很可能會在角膜上留下傷痕，最終影響視力。一般治療乾眼症常見的方法是使用人工淚液。

研究發現，咖啡因可能會刺激淚腺、唾液、消化液以及其他分泌物增加分泌，因此可以舒緩乾眼症所造成的不適。但是也有醫學研究證實，咖啡因會增加眼壓。在一九五五年與一九六四年關於咖啡與眼壓的研究中指出，長期熬夜和喝咖啡容易使眼壓升高，甚至有導致青光眼的可能。在二〇一二年發表的一項大型前瞻性研究中也提到，重度咖啡飲用者與罹患青光眼風險有正相關。另有統計學分析研究也發現，飲用一杯含一百八十毫克左右咖啡因的咖啡確實會使眼壓增加。

★張醫師小叮嚀

熬夜時不要喝超過二杯咖啡，達到提神功效即可，避免飲用過度導致眼睛不適。

牙周病

牙周病是由於牙齒表面長期沾黏牙菌斑（菌膜），牙菌斑細菌分泌的毒素會引起牙周組織發炎，形成牙周病。

牙周病會導致牙齦紅腫、萎縮、刷牙流血，還容易有口臭問題，不但大大削弱自信心，也影響社交生活。而牙齦萎縮會使患者牙齒敏感、牙根外露，不僅吃到過於冷熱甜酸的食物會感到牙疼不適，在飲食上大受限制，嚴重者甚至可能有整顆牙齒脫落的情形。

里約熱內盧聯邦大學曾將兒童捐贈的乳牙磨成碎片，再使用唾液樣本裡的細菌培養成乳牙碎塊。實驗證明，牙碎塊碰到含有咖啡豆萃取物溶液時，細菌便會被分解，學者們認為可能是咖啡裡的抗氧化劑發揮效果。另外，也有科學研究針對純綠咖啡豆萃取物對牙周細菌的抗菌活性進行評估，發現其中的物質對於導致牙齦產生病變的多種菌種，確實產生了抗菌活性，因此有人建議可以將咖啡運用來作為牙周病的輔助治療。

正常的牙齒與牙周病

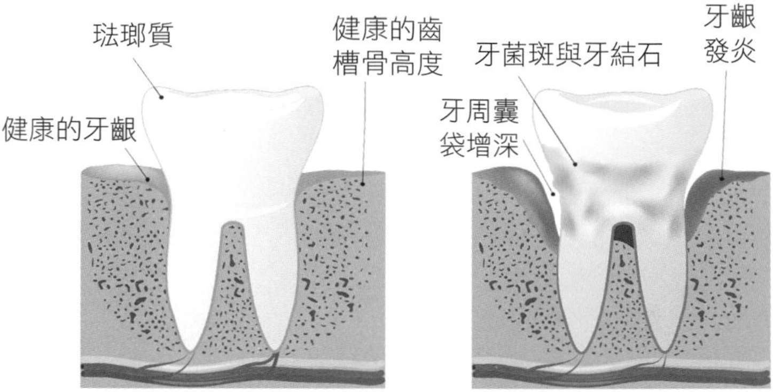

牙菌斑在牙齒表面造成蛀牙；在牙根堆積，刺激牙齦導致發炎；侵蝕到牙骨時便發展成牙周病。咖啡有助於減少牙齒細菌。

★張醫師小叮嚀

喝咖啡確實可減少牙周病細菌，對牙周病有益，但研究中並未對用量有確切的建議，且喝咖啡也會有牙齒色素沈著的問題，因此牙周病還是要以正確的牙齒清潔衛生方式來護理，並定期給牙醫檢查。

耳鳴

美國波士頓布萊根婦女醫院（Brigham and Women's Hospital）曾在《美國醫學期刊（*JAMA*）》發表一篇研究報告，他們的團隊對六萬多名三十至四十四歲的女性進行長達十八年的追蹤研究，發現喝咖啡與降低耳鳴發生率有關。

在這份研究中，以每天攝取少於一・五杯咖啡（咖啡因攝取量少於一百五十毫克）的女性為準，與每天喝四・五至六杯（咖啡因約四百五十至五百九十九毫克）以及喝六杯以上的女性相比，後兩者耳鳴發生率反而降低了百分之十五以及百分之二十一，也就是說，喝咖啡較多的女性，耳鳴發作的機率較低。

肌膚問題

當皮膚曝曬在紫外線下，或因為空氣污染、菸害、熬夜、壓力等原因，都會產生活性氧化物，它是導致皮膚的老化、產生色斑、皺紋、皮膚鬆弛等現象的元兇。而咖啡豐富的多酚可以提供大量的抗氧化物供皮膚對抗老化。

日本有一項關於不吸菸女性的咖啡飲用量與肌膚狀態關係的研究，結果顯示每天喝咖啡二杯以上的人，因紫外線照射而產生的色斑數量最少。研究者推論這可能是因為咖啡中的綠原酸從身體內部產生的抗氧化作用，減少色素斑的色素沈著。

★張醫師小叮嚀

咖啡中的咖啡多酚更可以減少中年女性臉部的色素斑，因此適量的喝咖啡可以達到色素斑減少的功效。

咖啡飲用之外的健康應用

●咖啡灌腸法

早在二千年前，歐洲的醫學書內就有關於「咖啡淨化」的記載了。到了第一次世界大戰時，德軍陷入苦戰，所有的物資皆短缺，在必須為病患開刀、且嗎啡無法順利運送到軍營的狀況之下，德國軍醫便曾利用咖啡灌腸的方式來為病患開刀時進行止痛。後來受到現代著名的自然療法之父葛森（Gerson）醫師用來為癌症病人解毒，並將它大力推廣。

「咖啡淨化」是大腸淨化中的一種。咖啡灌腸是利用肝門靜脈循環，從下消化道的直腸直接將咖啡成分吸收送入肝臟。咖啡醇及咖啡豆醇可以提高谷胱甘肽解毒酵素，促進膽管張開使膽汁流通順暢，而咖啡的抗氧化物成份直接作用在肝臟，對肝臟相關疾病有幫助。

★張醫師小叮嚀

以往認為咖啡灌腸是由腸子黏膜吸收成份，對肝臟較好，但後來證實灌腸與飲用這兩種方法，咖啡對身體的好處並沒有太大的差異，品嚐咖啡還能享受它的香氣與意境。且過去也曾有實行咖啡灌腸者不慎被熱咖啡液燙傷、直腸穿孔或發生直腸結腸炎的報告。所以本人認為咖啡灌腸不必刻意推廣。

●美容保養品

由於咖啡活性成份的功效漸漸受到矚目，目前國外及市面上已有加入咖啡因製成的保養品、香皂、沐浴乳……等。

喝咖啡有哪些禁忌？

1. 咖啡不宜和茶同時飲用。茶和咖啡中的鞣酸會使鐵的吸收減少；茶葉與咖啡中的單寧酸會降低鈣質的吸收。

2. 咖啡不宜與藥物同時使用。咖啡因可能會與多種藥物產生交互作用，使藥效減弱或增強，或影響咖啡因正常代謝、增加副作用，產生不良影響。

可能與咖啡引起交互作用的藥物清單

藥品類	成分	影響
普拿疼類止痛退燒藥	如 Acetaminophen	延緩普拿疼能清除率
胃藥	如 Cimetidine	增加咖啡因濃度及中樞神經刺激效果
精神疾病藥	如 Clozapine	增加副作用，引起低血壓、癲癇
抗黴菌藥	如 Terbinafine	增加咖啡因副作用，造成不安、頭痛、失眠、頻尿
心律不整藥	如 Mexiltine	降低咖啡因代謝率，引起失眠
降血壓藥	如 Verapamil	降低咖啡因在肝臟的代謝、增加心血管疾病風險
鎮定安眠藥	如 Bromazepam	降低藥效
抗凝血劑藥	如 Warfarin	降低抗凝血藥效果
骨質疏鬆藥	如 Alendronate	降低藥效
氣喘藥	如 Theophylline	增加藥物濃度，引起噁心、嘔吐、癲癇
避孕藥	如 Etonogesterl	增加咖啡因濃度及中樞神經刺激效果
抗憂鬱藥	如 Fluvoxamine	降低咖啡因代謝率，可能引起失眠、心律不整

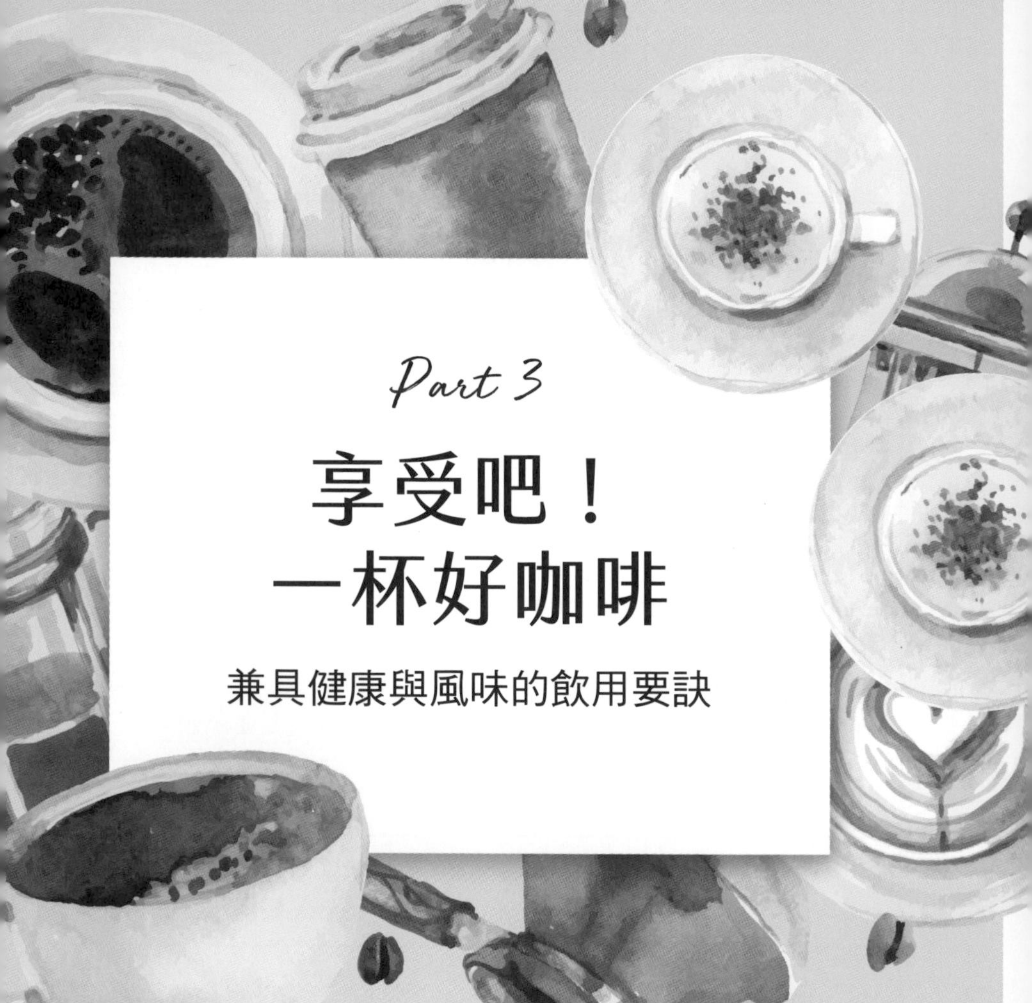

Part 3

享受吧！一杯好咖啡

兼具健康與風味的飲用要訣

Chapter 5

享用一杯好咖啡的方法

什麼是「好咖啡」呢？站在健康與品嚐的立足點上，什麼樣的咖啡才稱得上好咖啡？有「日本咖啡教父」、「日本精品咖啡之神」之稱的東京巴哈咖啡館店長田口護的論點，正好可以用來說明我們對好咖啡的主張。

1. 「好喝、難喝」是風味上個人主觀的喜好，而「好、壞」則是品質上客觀的評價，不可以將兩者混為一談；

2. 比起個人的喜惡，專業的咖啡人士應該將「好、壞」的客觀判斷放在第一位，「好喝、難喝」是次要的問題；

3. 所謂的「好咖啡」，是指將剔除瑕疵豆之後的優質生豆，以適當的方式烘焙，並在新鮮的狀態下，以正確的方式萃取出來的咖啡液。而「好喝的咖啡」則隨每個人的定義各有不同。

4. 對不同的飲用者來說，這樣一杯「好咖啡」不見得是「好喝的咖啡」，但「壞咖啡」絕對是「難喝的咖啡」。

也就是說，好喝的咖啡必須要建立在「正確」的基礎上——原料優質、新鮮烘焙、適當萃取，三者都合格才行。若想在家為自己沖煮一杯好咖啡，要如何滿足這三點呢？

一、如何挑選到適合自己的咖啡豆？

可以先按照前面第1章介紹的，想想自己會喜歡、想嘗試什麼品種、哪個產地、處理法與烘焙度的咖啡，從風味和口感入手。

接著要確認咖啡豆的品質。

1. 當我們打開包裝時，首先看一看豆子表面有沒有出油？

2. 咖啡豆是不是都經過仔細挑豆？有品質的咖啡豆不應有太多顏色過淺或過深的豆子摻雜在一起。

3. 再聞聞看有沒有酸敗味、油耗味或煙味、焦味？正常新鮮的咖啡豆聞起來都不應該有讓人覺得不悅的味道，而應該是有令人愉悅的甜甜果香味或堅果、焦糖味。

風味和味道的喜好是很主觀的，有人喜歡果酸，有人不喜歡，有人喜歡喝濃郁的，有人喜歡喝清爽的，所以所謂的好喝與不好喝都是主觀性的，但在選擇咖啡豆時，可以多訓練自己如何辨別烘焙不當的味道。所謂不當的味道是指有發展不足的味道，如穀物味、麥子味、青草味，或烘焙操作不當產生的煙味、焦苦味，這些都是基本不難發現的味道。訓練自己的辨識能力並不是要成為像專業職人一樣，而是讓自己避免花了錢卻傷身的事發生。

二、磨豆的訣竅是什麼？

1. 要沖泡前才磨豆。咖啡磨粉之後，香氣在數分鐘內很快就會散逸，因此盡量不要買磨好的咖啡粉，也不要為了節省時間先磨好放起來備用，要沖多少再磨多少。

2. 磨製的咖啡粉顆粒大小要平均。如果有粗有細，那麼就難以掌握萃取的時間。因為用同樣的沖煮時間，細的粉可能會過度萃取，而粗的粉又萃取不足。所以挑選磨豆機時，最好選擇研磨起來顆粒粗細平均者。若細粉多，可使用篩粉器來解決，以提昇咖啡的乾淨感。

3. 為避免沾附異味，磨豆機每用完一次都要確實將刀片機台清潔乾淨。

三、完美萃取的6個要點

為了萃取出香氣品質佳的咖啡，需要掌握幾個要因。

●粉水比例

粉水比會影響咖啡的濃度和萃取率。所謂粉水比是指一克的咖啡粉要用多少熱水量去萃取，例如1：13，就是1克咖啡粉兌上十二至十三毫升的水。依照美國精品咖啡協會（SCAA）的「金杯」準則，簡單大略可以分為三個區塊。

1. 濃郁，粉水比1克：13∫14毫升
2. 適中，粉水比1克：15∫16毫升
3. 清爽，粉水比1克：17∫18毫升

一開始可以先參考這個比例，之後再依自己的口味及咖啡豆的情況調整。想要更精準掌握的人，也可以找出美國精品咖啡協會公布的精確的粉水比例及沖煮公式。

●磨製粗細

依據萃取的工具及時間，磨製所需的粗細度。一般來說，萃取時間愈

萃取方式	水溫	研磨度	粉水比	時間
法式濾壓	85~92℃	粗研磨	1:12~1:17	2’00~2’30”
虹吸式	90℃	中研磨	1:13~1:18	40”~60”
土耳其式	煮沸	極細研磨	適量	煮沸 2~3 次
義式濃縮	92~95℃	極細研磨	咖啡粉 16-18 克	23”-35”
手沖滴濾	70~95℃	中研磨	1:13~1:18	2' 以上
冰滴咖啡	4℃	細研磨	1:10~1:12	約 12 小時
摩卡壺	煮沸	極細研磨	1:5~1:10 （依個人濃淡喜好再加入熱水調濃淡）	2'~3'
聰明杯	85~92℃	中研磨	1:13~1:18	3'~4'
愛樂壓	約 90℃	中研磨	1:12~1:17	30”

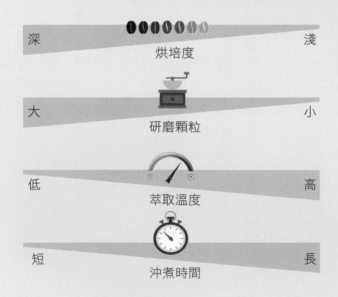

長、顆粒愈粗；時間愈短則研磨愈細。

●水溫

太高或過低的水溫都不適合沖煮咖啡，溫度太高會萃出苦澀感，太低則造成萃取不足，風味不完全。大約在攝氏八十五度到九十五度之間比較恰當，要視咖啡豆烘焙度而定。

●水質

在一杯咖啡中，水佔了極大的比例，因此水質也是影響咖啡風味與健康的重要因素，新鮮、沒有異味、酸鹼度適中、無污染及雜質的水是較好的選擇。一般而言，含有少量礦物質的水，有助於萃取出均衡完美的咖啡飲品；純水（蒸餾水）會造成萃取不完全，不建議使用。

●時間

金杯原理

這是由美國化學博士洛克哈特（Dr. Ernest Eral Lockhart）將抽象的咖啡風味用數據將之科學具象化。咖啡滋味物質的萃出率和濃度，是一杯咖啡美味與否的二大關鍵，這就是所謂的「金杯法則」。

事實上咖啡熟豆能被萃取出來的水溶性滋味物，僅佔總重量的 28% ～ 30%，剩下的 70% 則是無法溶解的纖維質。所以一杯咖啡的味道最多只大約萃出總咖啡量的 30%。

而濃度是指咖啡的酸、甜、苦、鹹滋味物的「量」，最佳的濃度為 1.15% ～ 1.55%，濃度低於 1.15% 味道太淡，濃度超過 1.55% 味道就會覺得太濃。

萃出率則是指咖啡的酸、甜、苦、鹹滋味物的「質」，萃出過度超出 22% 會有苦鹹咬喉感，萃出率低於 18%，會有尖酸、沒有層次及澀感。總之，想擁有一杯美味的咖啡，咖啡粉量和水的比例盡可能落在 1:13 ～ 1:18 之間，較能接近金杯原理。

萃取時間與咖啡粉顆粒粗細有密不可分的關係。當咖啡粉顆粒被水吸收的時候，裡面的水溶性物質會溶出在水中，若萃取時間不足，內容物質未能均勻被溶出，風味就會過淡或不平衡；但若時間過長，連不需要的雜質也會被萃取出來，因此時間的掌握十分重要。

●器具

如前面所述，咖啡萃取的器具多元，每種都各有特色，個人可以依自己的時間、空間、喜好等因素考量，決定要使用哪一種器具。例如虹吸式不易失敗，但準備工具及清洗等比較麻煩；而手沖雖然方便，但比較需要技巧。了解萃取器具的萃取原理，熟練技巧，慢慢就能找到適合自己的方式。

四、如何保存以避免咖啡豆變質？

咖啡豆買回家之後，有沒有好好保存，也是影響風味和健康的因素。咖啡豆經過烘焙後，氧化作用就開始進行，會隨著時間香氣揮發、成分變質。在銷售端，為了防止氧化，大致上可分為兩種方式，一種是抽掉容器內部的氧氣，充填氮氣；另一種就抽掉包裝裡的空氣，使包裝內呈現真空狀態。

但再好的包裝法，一旦開封之後就無法阻止氧化！另外就是當咖啡豆受陽光照射也會出現化學變化，產生質變。溫度愈高，變質的速度愈快，因此也有人建議將咖啡豆冷藏或冷凍保存。但咖啡豆本身很容易吸收外在

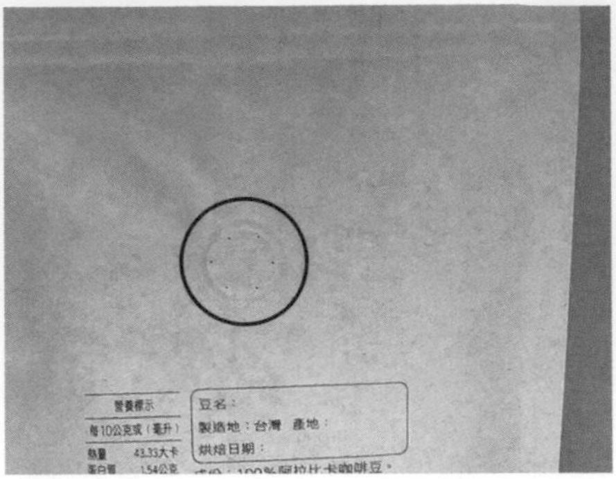

單向出氣閥，是一種使袋子內部的空氣只能擠壓出去，而不會讓外部的空氣進入的閥門裝置

的味道和水氣，因此非不得已一定要使用此保存方法時，建議要將其他食物封存好之外，最好將咖啡豆按每次要沖煮的克數分裝好，並置放於密閉的包裝內。記得從冰箱內取出咖啡豆要沖煮時，盡量快速拿取出分裝好的克數，再快速將其他咖啡放回冰箱內。因為當從冰箱裡取出時，會因為與周圍環境的溫差產生冷凝水，容易使咖啡豆受潮。

建議一次只買足夠一至二週使用的份量，然後放在附有單向出氣閥（aroma valve）的包裝袋裡，置放在太陽曬不到的陰涼處，要喝之前再研磨，是最好的保鮮方法，一旦發現異狀時就丟棄不要食用。

五、該使用哪種杯具呢？

● 按大小分

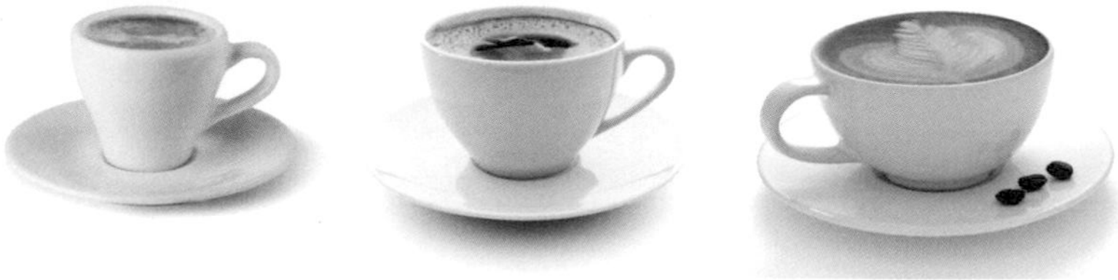

・六〇～九〇CC的小咖啡杯：多半用來盛放濃烈的義式咖啡。
・一〇〇～二〇〇CC左右的普通咖啡杯：這是最常見的咖啡杯類型，品嚐美式咖啡或單品咖啡就多用這種型號的杯子。
・三〇〇CC以上的大咖啡杯：多用來盛裝牛奶泡沫較多的咖啡，比如拿鐵。

●按材質分

・金屬咖啡杯：在野外活動時很常見，帶有隨性和粗獷感。但盛裝酸性飲料時可能會溶出杯材的物質，使用時須注意。
・玻璃咖啡杯：表面光潔，容易清洗，細菌不易殘留在杯壁。
・陶製咖啡杯：陶製杯給人質感渾厚的感覺，適合深烘焙咖啡。
・骨瓷咖啡杯：密度高，保溫性佳，可以使咖啡更慢降溫，是品嚐單品咖啡不錯的選擇。

Chapter 6

世界的咖啡飲用文化

●阿拉伯咖啡 Qahwah Arabiyya

飲用咖啡的歷史最早可追溯至中世紀（根據各種不同的文獻、傳說，大約是在十到十五世紀左右），最初時是葉門的蘇非僧侶開始飲用，他們發現相對於酒精飲料（伊斯蘭教禁止飲酒）令人昏睡，這種神祕的深色飲品反而能振奮精神，因此稱為「Qahwah」（意為精神煥發），之後逐漸普及了整個伊斯蘭文化的世界。

阿拉伯咖啡最大的特色是烹煮過程中添加了小豆蔻香料。小豆蔻、香草莢與番紅花同列為世上最昂貴香料的前三名（小豆蔻是第三昂貴），因此也提升了阿拉伯咖啡的價值。小豆蔻在阿拉伯語中有「發暖」的意思，具有柑橘般的馥郁氣味與略帶辛辣的口感，加入咖啡中更能增添風味。當地人認為飲用阿拉伯咖啡不僅能提振精神，並且有健胃整腸、潔淨口齒的效果。

阿拉伯咖啡使用的是一種黃咖啡豆。將研磨到非常細緻的黃咖啡粉末、加上小豆蔻粉末，有些比較講究的人還會加上一小搓的番紅花提味，一起放進長柄壺中、以水煮沸（過程中需要不時攪拌，避免溢出）。接著，將煮好的咖啡用細網濾渣之後，倒進傳統的Dallah阿拉伯咖啡壺中。飲用時，會使用特製的咖啡杯具（銀或黃銅或其他金屬材質製成咖啡具裡放進瓷杯或玻璃杯），由於傳統上阿拉伯咖啡中並不加糖，所以會佐以椰棗等水果乾、或是小甜點一起食用。點心的甜味誘出咖啡醇厚，更令人齒頰留香。

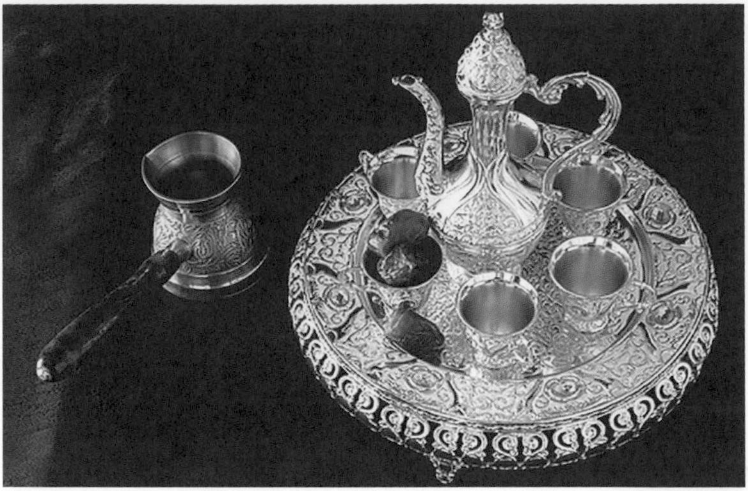

阿拉伯咖啡

●土耳其咖啡 Turk Kahvesi

咖啡是在十六世紀左右傳入土耳其，當時正值鄂圖曼帝國崛起，隨著強盛國力而將他們飲用咖啡的文化傳播至巴爾幹半島、北非與東歐。一直到今日，包括希臘（著名的希臘咖啡是同一款咖啡）、摩洛哥等地，都以類似的方式準備咖啡。而我們今日所用的「咖啡」一詞正是從鄂圖曼土耳其語的「Kahve」音譯而來。

土耳其咖啡和阿拉伯咖啡都是以咖啡粉末直接放入水中煮沸，乍看之下似乎很像，很多人容易混淆，事實上兩者在製作

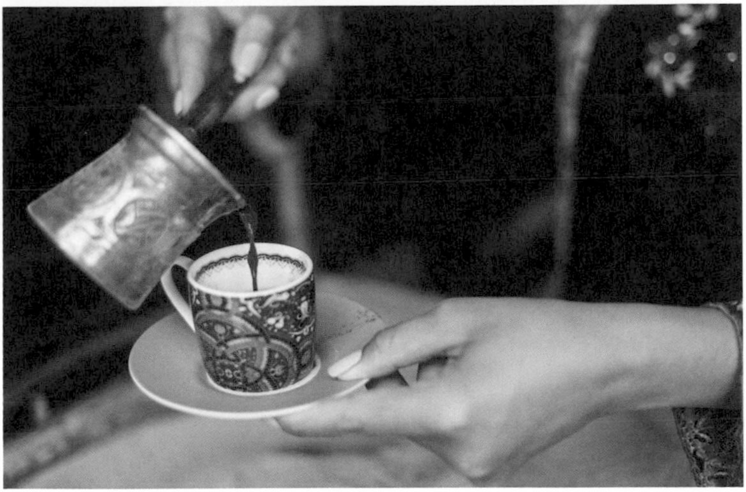

土耳其咖啡

程序和口味上都大相逕庭。阿拉伯咖啡在烹煮過程中要加香料、在飲用前要過濾掉渣質；土耳其咖啡烹煮時要加糖、而且不過濾。製作土耳其咖啡需要以一款手工製、銅質的 Cezve 長柄土耳其壺烹煮。將磨成細粉的咖啡、糖和冷水（傳統上分量是一人一匙咖啡、一匙糖，以及一咖啡杯、約五十毫升的水。例如，若要煮四人份的土耳其咖啡，就是四咖啡杯、約二百毫升的水、四匙咖啡和四匙糖），在爐火上以小火徐徐煮沸。因為有糖的緣故，咖啡沸騰滾發之後會在表層上形成濃厚的泡沫，這也是土耳其咖啡最著名的特色之一。

接著，將煮好的土耳其咖啡液連同咖啡泡沫等量地倒進小咖啡杯中，不要過濾。因為很燙（浮在表層的咖啡泡沫具有保溫的效果），喝的時候要小口啜飲。喝完之後，沉澱在杯底的咖啡渣可以用來占卜運勢。

●義大利濃縮咖啡 Caffe espresso

據傳，咖啡是在一五七０年左右首度出現在義大利威尼斯。一六八三年在威尼斯的聖馬爾古廣場上開設了第一家咖啡坊。由於咖啡特殊誘人的魅力，在當時還被教堂認為是「惡魔的飲品」。直到教宗克勉八世在飲用了一杯咖啡之後、稱許為可以對抗邪魅的教徒飲品，自此之後，咖啡才能冠冕堂皇地進入每個人家，並且與義大利飲食文化結下不解之緣。

現今在義大利最廣為人知也最普及的咖啡飲品就是義大利濃縮咖啡。其他著名品項的咖啡，諸如卡布奇諾、咖啡拿鐵，以及在義大利各地流傳的各種花式咖啡，像是Bicerin、Espressino、Marocchino、Mocaccino等等，都是以濃縮咖啡為基底調製的。

在義大利家家戶戶都有摩卡壺（Moka）煮濃縮咖啡。家用摩卡壺是一九三三年由阿方索・畢亞雷提（Alfonso Bialetti）設計並製作的，利用水蒸氣的壓力萃取出咖啡液。也因為加壓程序以及沸水與咖啡粉的接觸時間短，讓濃縮咖啡呈現強烈濃郁的口感，較高的咖啡脂賦予了香醇的味道；而且總咖啡因約有八十毫克（低於一般滴漏式咖啡），適量飲用不僅不傷腸胃、並且有助消化。

在義大利，含奶的咖啡（卡布奇諾或咖啡拿鐵）習慣上是在早上飲用；在餐後喝的則是不含奶的濃縮咖啡（最多是加上一抹牛奶的瑪琪亞朵）、或是加上些許烈酒的 Caffe corretto，藉以幫助消化。

●法式濾壓壺咖啡 Cafetière à piston

「我不在咖啡館，就是在往咖啡館的路上」。這句奧地利作家：彼得・

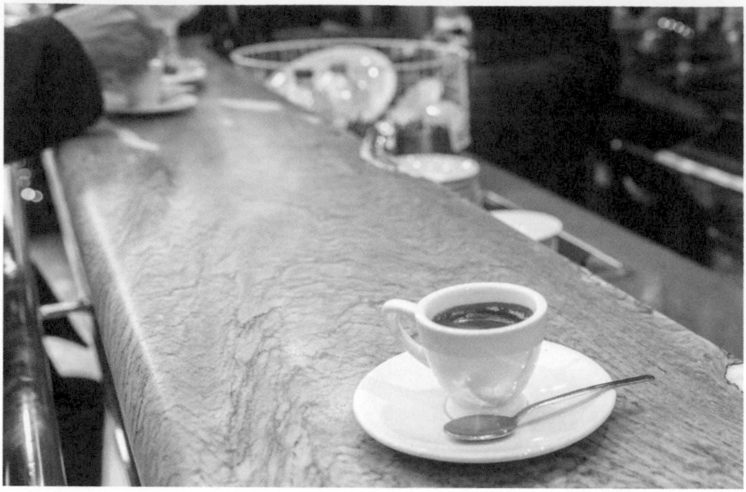

義大利濃縮咖啡

艾騰貝格的名言，在商業廣告的推波助瀾之下，成為法式咖啡文化——尤其是巴黎咖啡館的代名詞。法國的咖啡文化的確歷史悠久，巴黎左岸也與維也納咖啡文化並列為世界非物質文化遺產。

咖啡歐雷（café au lait）大概是法式咖啡的品項中最為人所熟知的。但提起法式咖啡的最大特色應該是使用法式濾壓壺泡咖啡。這款濾壓壺其實是義大利人發明的，由於沖泡出的咖啡韻味幽遠，受到巴黎人的喜愛，進而風靡了全法國。

使用法式濾壓壺沖泡咖啡時，要將研磨成粗細適中的咖啡粉放入壺中，先加入幾

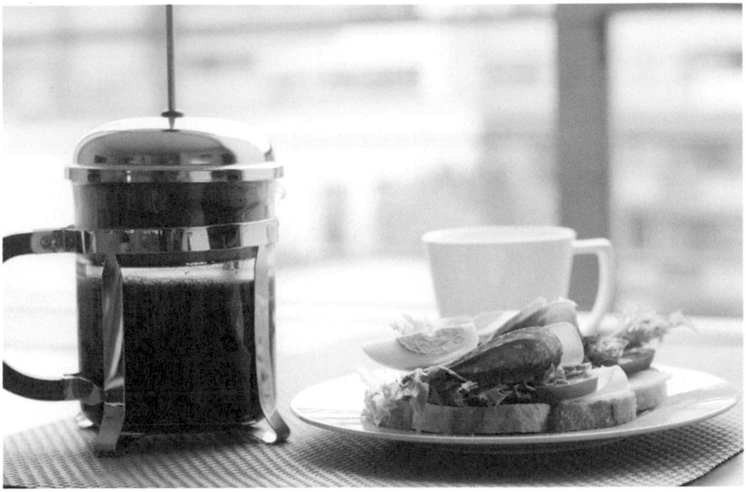

法式濾壓壺咖啡

匙熱水（剛好淹沒咖啡粉即可）、浸泡幾秒鐘，之後再注入熱水，並蓋上濾壓壺蓋。如此靜置一會兒之後，慢慢壓下手柄、讓濾網將咖啡粉壓到咖啡壺底，之後就可以倒進咖啡杯，慢慢品嘗。

以濾壓壺製作的咖啡由於熱水與咖啡粉接觸的時間較長，保留了較高的咖啡脂，賦予咖啡香醇的味道，而一些咖啡粉沫會透過濾網滲進咖啡中，在飲用時口中有更豐富的層次感。但濾壓器無法過濾咖啡醇，所以飲用過量的話可能會導致體內膽固醇過高，造成心血管與肝臟的疾病，法式濾壓壺咖啡的愛好者需要注意。

●奧地利皇帝混合咖啡 Kaisermelange

一六八三年的維也納之戰、當鄂圖曼土耳其大軍撤退之後，傳說有人在鄂圖曼土耳其的軍營中發現了一袋「黑色、香味特殊的奇怪黑色豆子」，也就是咖啡豆，從此開啟了維也納的咖啡文化。以奇怪黑豆萃出黑色飲品之後風行了整個奧國，成為生活中非常重要的部分。二０一二年，維也納咖啡文化獲選為聯合國教科文組織非物質文化遺產。

一般人熟知的維也納咖啡是在黑咖啡上鋪了發泡鮮奶油（有些人會再灑上巧克力粉），與義大利的康寶藍（Caffe con panna）頗有異曲同工之妙；而另一款著名的維也納混合咖啡（Wiener Melange）則可說是奧地利版的卡布奇諾。與義大利咖啡的差異在於維也納咖啡早期是使用手沖或滴漏式的黑咖啡為基底，而現在也會使用義大利濃縮咖啡為底。

另一款極具特色的「皇帝混合咖啡」是酷愛甜點的奧地利人的最愛。

做法是：將一顆蛋黃、一匙蜂蜜以湯匙攪拌均勻成金黃色的蜂蜜蛋黃乳。煮好黑咖啡之後，再沿杯壁倒入蜂蜜蛋黃乳，讓蜂蜜蛋黃沉入杯底，最後在咖啡上打上一層發泡鮮奶油。傳統上會放置在玻璃杯中，乍看之下彷彿一杯精緻的甜點。皇帝混合咖啡的蜂蜜蛋黃乳賦予咖啡香濃清甜的口感，以蜂蜜取代糖感覺也更健康。

● 西班牙蜂蜜咖啡 Café con mile

由於伊比利半島曾受伊斯蘭文化的統治，飲用咖啡的文化也隨著伊斯蘭文化的引進而遍及了西班牙，之後更隨著西班牙帝國殖民文化帶入了拉丁美洲。西班牙咖啡的一大特色是使用重烘焙的咖啡豆，保留了部分傳統阿拉伯咖啡的飲用方法，並且融入西班牙當地的農產，與多彩豐富的烹調方式，單獨或混合加入煉乳、牛奶、酒精等等，成為獨樹一格的西班牙咖啡品項，並且大多呈現甜膩的口味，呼應了西班牙熱情的民族性。

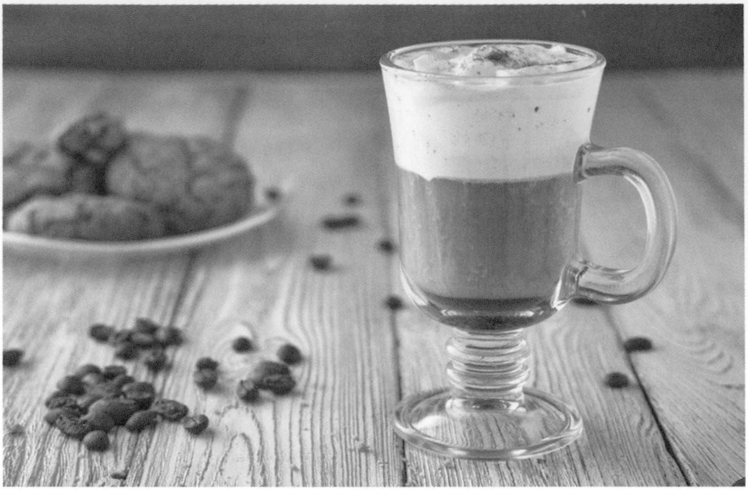

奧地利皇帝混合咖啡

蜂蜜咖啡是一款可以呈現這種文化混合的傳統西班牙咖啡。製作方法是在咖啡杯底放入蜂蜜、牛奶，加上香草和肉桂粉，不用攪拌，再將黑咖啡（可以是濾滴式咖啡或濃縮咖啡）倒入，最後撒上少許的肉豆蔻，攪拌之後就可以飲用。既保留了阿拉伯咖啡使用香料的習慣、也使用西班牙當地盛產的蜂蜜與牛奶。尤其是以蜂蜜取代糖的甜味，讓這款咖啡甘甜而不膩。

●葡萄牙檸檬咖啡 Mazagran

據傳咖啡是在十八世紀時引進葡萄牙，採義大利咖啡的飲用方式，直到現在，在

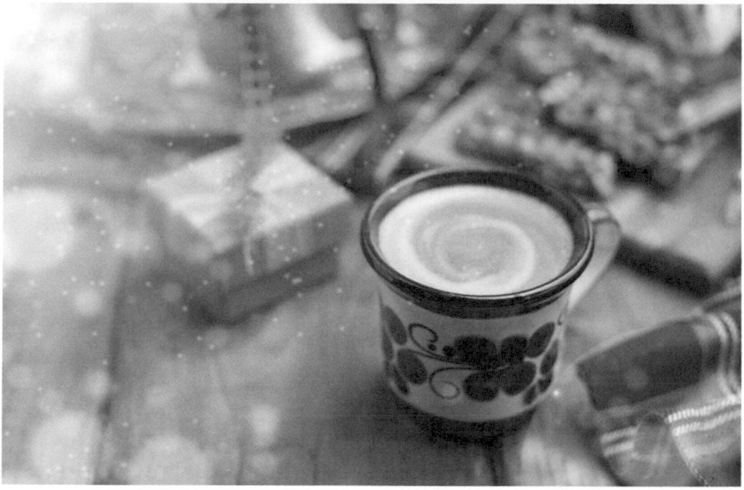

西班牙蜂蜜咖啡

葡萄牙流行的咖啡品項依舊與義大利類似，例如 espresso、cappucino，或是同樣的品項有不同的名字，類似瑪奇亞朵咖啡（濃縮咖啡中加上一抹鮮奶）叫 pingado、咖啡拿鐵則叫 galao。但有一款特殊的咖啡品項是義大利咖啡所沒有的：檸檬咖啡，酸中帶甜的清涼滋味，非常適合夏天。

有一說檸檬咖啡是阿爾及利亞發明，但葡萄牙版本更加精益求精：阿爾及利亞的檸檬咖啡是以一般的黑咖啡製作，而葡萄牙的檸檬咖啡則是以濃縮咖啡做為基底，讓口味更加豐富。作法是將檸檬汁加上糖和冰塊放進在玻璃杯中混合，然後加入濃縮咖啡，攪拌均勻之後就可以飲用。

在檸檬的酸味和果香的搭配之下，更提升了咖啡的香醇；而檸檬中豐富的維生素C也能補充咖啡因的阻礙。在炎熱的時節飲用十分沁心清涼。

●墨西哥陶壺咖啡 Café de olla

大殖民時代西班牙藉著強大海權力量征服了大部分的中南美洲地區，也將咖啡文化帶進了這片新大陸，不僅是飲用咖啡而已、甚至種植起咖啡豆。墨西哥就是如此，由西班牙引進的咖啡與墨西哥本地的飲食文化融合之後，誕生了具有濃厚本地色彩的咖啡飲品。

墨西哥所盛行的咖啡品項之中，最負盛名也最具有代表性的一款應該就是陶壺咖啡了。在準備這款咖啡的時候，必須使用傳統的墨西哥陶壺（olla）烹煮，當然現在也能用一般的鍋具取代。另一個陶壺咖啡必備的食材是紅砂糖角（Piloncillo，一種中南美洲特殊的角錐狀紅砂糖產品）。作法是以陶壺（或一般的煮鍋）中放進冷水和紅砂糖角，慢慢將紅砂糖角煮化，接著再加入丁香、八角、桂皮（也有人會加入柑橘皮），當香料混合物煮開之後，再放入咖啡粉（就像西班牙，墨西哥也習慣使用深焙的咖啡豆）。當咖啡再度煮開之後，以紗布濾掉香料和咖啡粉，將咖啡裝在陶壺中、並倒入陶杯飲用。

各類香料和紅砂糖角的融合不僅讓陶壺咖啡的香氣更濃郁，也更養生。有趣的是墨西哥人喜歡將陶壺咖啡做為早餐飲品、搭配煎蛋等鹹食，有興趣的人不妨嘗試。

●瑞典乳酪咖啡 Kaffeost

咖啡是在一六七0中期左右首度在瑞典出現，並且快速普及，開啟之後將近一世紀的流行。然而也由於咖啡太過風行，在一七四六年時，瑞典國王決定給咖啡課以重稅，但瑞典人民拒絕支付。於是，十八世紀中的十

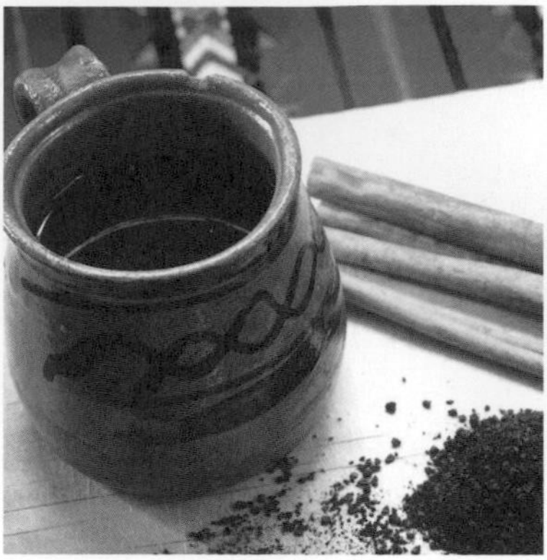

墨西哥陶壺咖啡

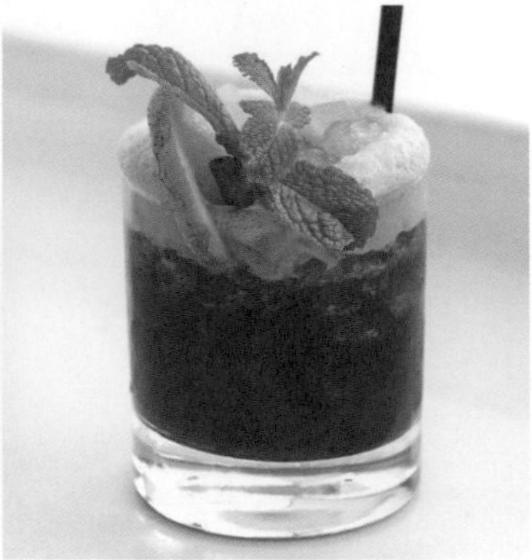

葡萄牙檸檬咖啡

年之間，咖啡在瑞典成為違禁品，但人民無法戒除咖啡，只能私下偷偷飲用，造成黑市咖啡盛行，引起多次政權危機。直到一八二0年左右咖啡解禁，才讓咖啡衝突落幕。

或許因為私下聚會偷偷飲用咖啡的習慣的傳承，直到現在，瑞典還保留著「fika」咖啡聚會的習慣：一天兩次（上午一次、下午三點左右一次）的休憩時間，和同事、朋友或家人一起喝杯咖啡，配上小點心，是當地相當重要的社交儀式。

瑞典有一款別出心裁的咖啡品項：乳酪咖啡。瑞典人會以生乳製作一種叫做

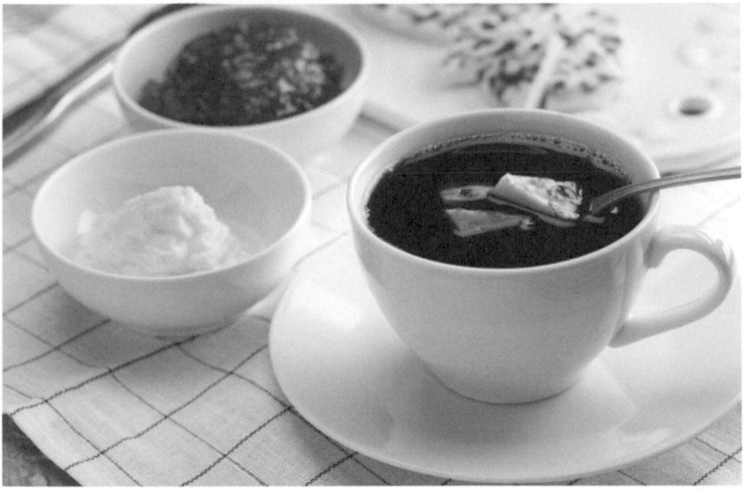

瑞典乳酪咖啡

leipajuusto的圓碟狀乳酪。這款乳酪的口感溫和，烘烤到表面微焦之後，成為厚餅或麵包模樣、質感略硬的乳酪餅。在食用的時候，可以將乳酪餅切成薄片，伴著咖啡一起，吃一口乳酪、喝一口咖啡。或者更推薦的吃法是將乳酪切成小丁，放進咖啡杯中，然後倒入黑咖啡，藉由咖啡的溫度稍微軟化乳酪、也讓乳酪的淡淡乳香融入咖啡，相輔相成地增添風味。

●日本法蘭絨咖啡 Nel drip coffee

咖啡大約是在十八世紀（元錄時代）經荷蘭商人從長崎島引進日本，一開始日本人對於這種黑色苦澀的飲料並不特別喜歡；在明治維新時代隨著日本大規模的西化，咖啡變得普及，並逐漸建立起獨特的咖啡文化。

尤其在一八八八年在東京第一家販賣咖啡的喫茶店開幕，更將飲用咖啡的文化推向高峰。執著講究的日本人發展出一系列自產的咖啡器具，包括玻璃咖啡壺、咖啡杯具等等，以及獨特的法蘭絨咖啡。

法蘭絨咖啡（Nel 一字是 flannel 的日文簡稱）據信是在二十世紀初發明的。秉持日本匠人的精神，法蘭絨咖啡的製作過程相當繁複而且講究，需要專用的滴濾壺搭配法蘭絨濾布，使用後濾布也需要充分仔細的清洗，以免產生異味或發霉。製作法蘭絨咖啡之前，需要先以溫水浸濕法蘭絨濾布，然後以專用的不銹鋼圈套住濾布，放在滴濾壺上，將熱水分次、徐徐的注入，確保水分與咖啡粉充分反應，耐心等待咖啡滴入下方的咖啡壺中。

不同於一般的咖啡濾紙，法蘭絨濾布因為纖維較粗、能吸附較多的油脂與醇類，而水分過濾的時間也較長，讓熱水與咖啡粉充分接觸、能析出更多咖啡中的微粒物質，讓濾出的咖啡口感更滑順溫潤。

● 越南蛋乳咖啡 Ca Phe Trung 與椰咖啡 Ca Phe Dua

咖啡是在法國殖民統治時期傳入越南，之後在越戰時期由於美軍的進駐，讓咖啡飲用更為普及，因此越南咖啡帶有法式和美式的影響，並且加上了本地的飲食文化，創造出一種獨特的風格，例如：蛋乳咖啡和椰咖啡就是其中相當好的例子。

越南咖啡是使用越南壓滴咖啡壺（phin filter）沖泡，這種小巧的咖啡壺是法式濾壓壺結合了滴濾壺的變體。各種品項的咖啡都使用以這種咖啡壺製作的黑咖啡為基底。

製作越南蛋乳咖啡時，需要以生蛋黃和煉乳融合、充分打發成綿密的特殊蛋奶乳，將蛋奶乳均勻地鋪在咖啡上層，接著再沿著杯緣倒入鮮奶（讓鮮奶沉到底層）。攪拌之後飲用，蛋香、奶香與咖啡香有著非常誘人的美

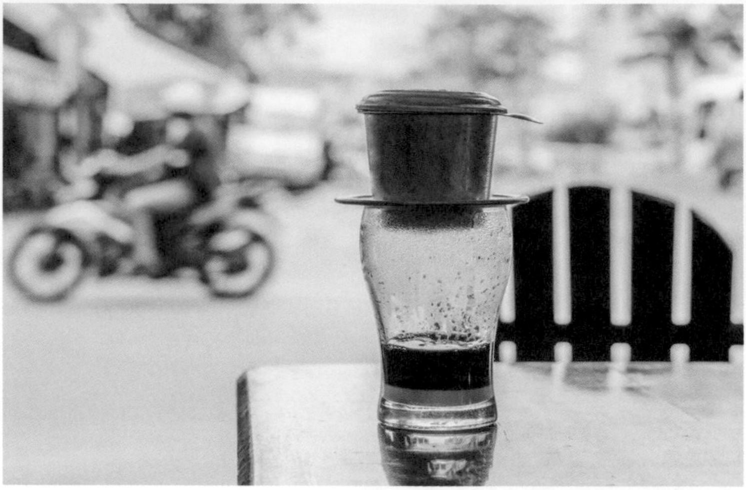

越南蛋乳咖啡

味，讓這款咖啡獲得「液體提拉米蘇」的稱號，但熱量相當驚人、製作時也要注意生蛋的衛生。

另一款椰咖啡則是夏日聖品。取來一顆新鮮椰子，將椰子水製成冰塊，與冰鎮的椰奶與椰肉一起均勻攪打成奶昔狀，以玻璃杯盛裝，最後再倒入剛煮好的黑咖啡。純天然、無添加的椰子奶昔與香醇的咖啡結合，別具熱帶風味，是越南近年來非常受歡迎的飲品。

1

Q：喝咖啡為什麼會心悸？

A：咖啡是由好幾千種成分組合而成的，其中到底是哪種成分導致喝的人心悸還沒有被證實，但如果要勉強歸因的話，多數人認為是咖啡因引起的。

建議可以用兩個方法來做調整，一是直接減少咖啡飲用量，降低咖啡因的攝取；另外一個則是選咖啡豆種類，試飲各種咖啡豆。因為有可能你喝A種咖啡會心悸，是因為該咖啡裡的成分有誘發心悸的成分，但換成B種咖啡後，可能心悸狀況就會改善，因為B種咖啡的咖啡因含量比A種咖啡要來得少，或是B種咖啡少了會導致心悸的成份，因此可以多試幾種不同咖啡豆，找到適合自己的咖啡豆來飲用。

2

Q：喝咖啡會傷胃嗎？

A：咖啡因會促使胃部分泌更多的胃酸，對大部分正常人而言不太有影響。但有的人喝了咖啡之後感到胃部不適的主因來自於「空腹」，尤其本身便患有消化性胃潰瘍、胃食道逆流的患者更需注意此點，持續的高劑量攝入咖啡因會導致胃部不適，或使病情加劇。因此建議在飲用咖啡之前，確保自己並非空腹狀態，所以飯後才飲用。

另外，喝咖啡應是慢慢品嘗，盡量不要如解渴般地大口牛飲，比較不會引起腸胃不適。而劣質的咖啡豆也可能造成腸胃炎，因此應該慎選咖啡豆，以及挑選信譽良好的商家。

Q3

Q：骨質疏鬆的人可以喝咖啡嗎？

A：若是骨質疏鬆狀況比較嚴重的人，喝了咖啡後，的確是會提高嚴重的程度，而且有些人會增加骨折的機會，尤其是女性到了更年期停經後，雌激素會突然減少導致骨質迅速流失，骨質疏鬆的程度會更為嚴重一點，在這個時期習慣飲用咖啡的女性，或許就可以把咖啡飲用量再減少一點，每天兩杯以內的咖啡量，其實還是可以飲用的。同時配合運動、曬太陽、補充維生素D和鈣質，以減緩骨質流失狀況。

Q4

Q：咖啡中含有丙烯醯胺，會致癌嗎？

A：丙烯醯胺是食物原料中的天門冬醯胺（一種胺基酸）和還原糖（如葡萄糖、果糖、半乳糖）在經過攝氏一百二十度的高溫調理（如油炸、烘焙、燒烤等）而產生的，具有毒性，被世界衛生組織國際癌症中心列為2A類致癌物，意指對人類很可能有致癌性。咖啡因為經過高溫烘焙，所以過程中也會產生丙烯醯胺。

不過以人體對丙烯醯胺造成的神經毒性耐受量，以五十公斤體重的人來計算，每天至少要喝二百八十九杯黑咖啡（大約十公斤），連續喝二千杯以上，才有罹癌風險。因此以每日建議量三杯來說，其實不必擔心丙烯醯胺致癌的問題。

5

Q：隔夜的咖啡可以喝嗎？

A：咖啡並不像茶，有隔夜不能喝的問題，目前並沒有證據證明有害。我個人認為咖啡還是現煮最好，但如果品質好的咖啡，即使隔天再喝，風味也不太會走樣。而且冷萃、冰滴等咖啡通常都要浸泡數小時，形同隔夜，甚至有的人就是喜歡這樣的風味。

6

Q：喝咖啡會成癮嗎？

A：咖啡因有提振精神的效果，有的人長年以來每天都要喝上一杯，突然中斷可能會有精神萎靡、注意力不集中、情緒不穩定、感到不舒服等類似戒斷的現象，平常有酗咖啡習慣的人，症狀可能更嚴重。但因為咖啡因的半衰期短，幾個小時後症狀就恢復了。而且所謂的「成癮」有劑量累積的問題，咖啡與大麻、嗎啡成癮最大的差別就在於後者的成癮會累積劑量，而咖啡不會。

NOTE

國家圖書館出版品預行編目(CIP)資料

一杯咖啡抗百病：從科學及醫學角度，剖析喝咖啡對你我健康的好處！
/ 張金堅、梁捨合著.
-- 三版. -- 新北市 : 大樂文化有限公司，2023.11
192面；14.8×21公分. --（優渥叢書 Health；012）

ISBN 978-626-7148-96-9（平裝）
1. 咖啡　2. 健康法
411.47　　112018827

Health 012

一杯咖啡抗百病（暢銷限定版）

從科學及醫學角度，剖析喝咖啡對你我健康的好處！

（原書名：一杯咖啡抗百病）

作　　者／張金堅、梁志成
封面設計／蕭壽佳、蔡育涵
內頁排版／思　思
責任編輯／張淑萍
主　　編／皮海屏
發行專員／張紜蓁
發行主任／鄭羽希
財務經理／陳碧蘭
發行經理／高世權
總編輯、總經理／蔡連壽

出 版 者／大樂文化有限公司（優渥誌）
地址：220 新北市板橋區文化路一段 268 號 18 樓 之 1
電話：（02）2258-3656
傳真：（02）2258-3660
詢問購書相關資訊請洽：2258-3656
郵政劃撥帳號／50211045　戶名／大樂文化有限公司

香港發行／豐達出版發行有限公司
地址：香港柴灣永泰道 70 號柴灣工業城 2 期 1805 室
電話：852-2172 6513　傳真：852-2172 4355

法律顧問／第一國際法律事務所余淑杏律師
印　　刷／科億印刷股份有限公司

出版日期／2019 年 2 月 25 日
2023 年 11 月 30 日 暢銷限定版
定　　價／290 元（缺頁或損毀的書，請寄回更換）
I S B N　978-626-7148-96-9